广东省医药中等职业教育药剂专业规划教材

U0746069

病原生物与免疫学基础

BINGYUANSHENGWUYUMIANYIXUEJICHU

（供药剂、护理、助产、检验等相关专业使用）

主编　熊群英　唐毓流

中国医药科技出版社

内 容 提 要

　　本教材是广东省医药中等职业教育药剂专业规划教材，全书内容包括微生物概论、免疫学基础、常见病原生物、微生物在药学中的应用四篇理论部分和一个实验部分，并结合药品类专业要求增加微生物与药学的关系、仓储害虫的内容，是学生好学、老师好用，符合当今中等职业教育课程改革的综合课程教材。本书可供药剂、中药、制药技术等药品类专业使用，也可作为药剂从业人员的培训教材。

图书在版编目（CIP）数据

病原生物与免疫学基础／熊群英，唐毓流主编．—北京：中国医药科技出版社，2015.2

广东省医药中等职业教育药剂专业规划教材

ISBN 978 - 7 - 5067 - 7174 - 0

Ⅰ.①病… Ⅱ.①熊… ②唐… Ⅲ.①病原微生物—中等专业学校—教材 ②免疫学—中等专业学校—教材 Ⅳ.①R37 ②R392

中国版本图书馆 CIP 数据核字（2014）第 298503 号

美术编辑　陈君杞
版式设计　郭小平

出版　中国医药科技出版社
地址　北京市海淀区文慧园北路甲 22 号
邮编　100082
电话　发行：010 - 62227427　邮购：010 - 62236938
网址　www.cmstp.com
规格　787×1092mm $^{1}/_{16}$
印张　12 $^{3}/_{4}$
字数　254 千字
版次　2015 年 2 月第 1 版
印次　2020 年 9 月第 2 次印刷
印刷　三河市百盛印装有限公司
经销　全国各地新华书店
书号　ISBN 978 - 7 - 5067 - 7174 - 0
定价　30.00 元

广东省医药中等职业教育药剂专业规划教材
建设委员会

主 任 委 员　温博栋（广东省食品药品职业技术学校）

副主任委员（按姓氏笔画排序）

区伟雄（广东省新兴中药学校）

池若周（揭阳市卫生学校）

杨　云（茂名卫生学校）

张旭伟（潮州卫生学校）

莫受尧（广东省湛江卫生学校）

桂　勤（惠州卫生职业技术学院）

唐家奇（湛江中医学校）

程文海（广东省江门中医药学校）

委　　　员（按姓氏笔画排序）

邓荣玉（揭阳市卫生学校）

卢婉怡（广东省食品药品职业技术学校）

伍卫红（广东省江门中医药学校）

任重伦（广东省江门中医药学校）

刘俊超（南海区卫生职业技术学校）

刘晓兰（广东省江门中医药学校）

孙志安（广州市医药职业学校）

李长驰（汕头市卫生学校）

李君艳（广东省江门中医药学校）

杨丽蓉（广东省江门中医药学校）

杨　婧（梅州市卫生职业技术学校）

吴　波（广东省江门中医药学校）

邱建波（广东省食品药品职业技术学校）

張貴鋒（肇慶醫學高等專科學校）

陳汸中（廣東省江門中醫藥學校）

陳淑萍（廣州市醫藥職業學校）

陳歆妙（廣東省食品藥品職業技術學校）

歐紹淑（廣東省湛江衛生學校）

虎松艷（廣東省食品藥品職業技術學校）

鄭小吉（廣東省江門中醫藥學校）

郭潤勤（廣東省食品藥品職業技術學校）

黃俊嫻（廣東省湛江衛生學校）

彭榮珍（廣東省江門中醫藥學校）

熊群英（廣東省江門中醫藥學校）

秘 書 長　程文海（廣東省江門中醫藥學校）（兼）

辦 公 室　姜笑寒（廣東省食品藥品職業技術學校）

彭榮珍（廣東省江門中醫藥學校）

歐紹淑（廣東省湛江衛生學校）

编 委 会

编 写 说 明

根据国发〔2014〕19号《国务院关于加快发展现代职业教育的决定》和教育部、国家发展改革委员会、财政部、人力资源和社会保障部、农业部、国务院扶贫开发领导小组办公室联合发布的《现代职业教育体系建设规划（2014~2020年）》，要求推进中等职业教育教学标准、教材内容的有机衔接和贯通的精神，结合广东省医药中职药剂专业人才培养特点，为深入贯彻、实施新版《中等职业学校专业教学标准》，进一步提高中等职业教育药剂专业教学质量，充分发挥教材在促进教学改革和加强人才培养中的重要作用，在全国食品药品职业教育教学指导委员会的指导下，由广东省医药中等职业教育药剂专业规划教材建设委员会精心组织，启动本轮广东省医药中等职业教育药剂专业规划教材建设。

本轮教材建设，在对广东省医药中等职业教育药剂专业进行充分调研的基础上，深入贯彻实施新版中等职业教育药剂专业教学标准，结合广东省医药职业教育特点，突出课程内容与职业标准对接、教学过程与生产过程对接。主要具有以下特点。

1. 以新版《中等职业学校专业教学标准》为依托，坚持以就业为导向，面向市场、面向社会。反映和体现课程标准的具体内涵，以教材为载体实施新版教学标准。

2. 体现广东省的地区特点，广东省是医药大省，也是职业教育强省。本套教材建设紧密结合广东省医药中职教育药剂专业教育发展和教改成果，注重地方特色及专业特色的挖掘，采用项目引领模式，注重职业对接，深度体现广东省专业课程改革的成果，满足广东省人才培养的需要。

3. 坚持教材内容与职业标准的深度对接，本套教材涉及行业标准内容，均参考新版《中国药典》、《药品生产质量管理规范》（GMP）、《药品经营质量管理规范》（GSP）。体现了职业教育专业与产业对接、课程内容与职业标准对接、教学过程与生产过程对接、学历证书与职业资格证书对接、职业教育与终身学习对接。

4. 突出教材适用性，针对中职学生的认知规律及特点，采用易教、易学的编写形式，编写设计上在正文内容之外增设学习目标、知识链接、职业对接、目标检测、实训指导等。教材编写中充分体现"以学生为主体"的主导思想，灵活穿插互动设计、实例解析、课堂演示等内容，强化学生对理论知识的理解和利用理论解决实际问题的能力。

本套教材可作为医药中等职业教育药剂专业及其相关专业的教学用书，也可供医药行业从业人员继续教育和培训使用。教材建设是一项长期而艰巨的系统工程，需要不断接受来自教学实践的检验。为此，恳请各院校专家、一线教师和学生及时提出宝贵意见，以便我们进一步修订完善。

广东省医药中等职业教育药剂专业规划教材建设委员会
2015 年 1 月

前言
PREFACE

　　本书是广东省医药中等职业教育药剂专业规划教材，供药剂、中药、制药技术等药品类专业使用。

　　当前中等职业教育教学改革的方向是根据产业发展和企业生产实际对技能型劳动者职业能力的需要进行改革。本教材结合教学改革要求，秉承"以就业为导向，以能力为本位，以实践为中心，以职业需求为标准"的基本理念；以教育部教职成司函〔2014〕11号文件颁布的教学标准为依据、以岗位行动为导向、以培养中职层次的人才规格为目标；结合后续课程需要，突出专业特色，以期达到就业需要什么知识，就让学生学习什么知识的目的。

　　在教材编写上，本书立足于初中毕业生的认知基础、学时数少的限制，以"够用、实用、易懂"为原则，合理设计教材内容，一方面删除部分过难、与药品类专业相对无用的内容，有意识地降低知识的难度和起点，力求简明扼要、图文并茂、通俗易懂；另一方面以知识链接、职业对接等栏目为特色，扩大了知识面，同时使学生明确获取的知识与具体职业实践相对应。此外，每章前有学习目标，后附目标检测。

　　教材内容分为微生物概论、免疫学基础、常见的病原生物、微生物在药学中的应用四个理论部分和一个实训部分。结合药品类专业要求增加微生物与药学的关系、仓储害虫的内容。

　　本次教材编写，得到中国医药科技出版社特别支持及悉心指导，各编者单位的大力支持，还得到广东省江门中医药学校陈健忠和周敏瑜老师、江门市中心医院检验科邹小灵提供的图片支持，在此一并致以衷心的谢意。由于时间较紧，鉴于我们的学术水平和写作能力有限，不足之处，恳请各位师生批评指正，使之日臻完善。

编者

2015 年 1 月

目 录
CONTENTS

第一篇	微生物概论

第二篇　免疫学基础

第三篇　常见病原生物

第四篇　微生物在药学中的应用

第二十章　微生物与药物变质　/ 144

第一篇

微生物概论

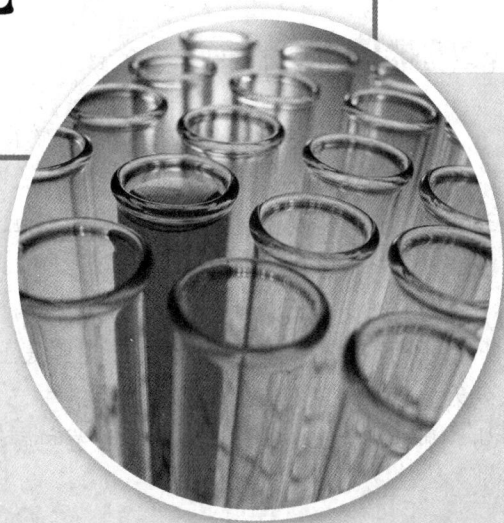

第一章
微生物与微生物学

案例分析 ••••••••••••••••••••••••••••••••

[案例]　患者女，16岁，三天前觉得咽部干痒、而后打喷嚏、鼻塞、流涕，开始为清水样鼻涕，今天鼻涕变黄色黏稠，伴有咽痛、咳嗽，大量黄色脓性痰，体温38.8℃。查体：扁桃体肿大、咽后壁充血，表面有黄色脓性分泌物，颌下淋巴结肿大、压痛。

想一想：病因是什么？三天前后的病因相同吗？

[分析]　临床表现显示，三天前是上呼吸道感染，俗称感冒，是由病毒引起的，三天后合并细菌感染。在感染性疾病中，由细菌、病毒引起最为常见，它们属于微生物。那么，什么是微生物？除了细菌和病毒，还包括哪些？

第一节　微生物概述

一、微生物的概念

微生物是存在于自然界肉眼不能直接看到，必须借助光学显微镜或电子显微镜放大几百倍乃至几万倍后才能观察到的微小生物的总称。微生物具有个体微小、结构简单、繁殖迅速、容易变异、种类繁多、分布广泛等特点。

二、微生物的分类

自然界存在的微生物达数十万种。根据微生物有无细胞的基本结构、分化程度、化学组成的不同，将其分为三大类型。

1. 非细胞型微生物　是最小的一类微生物，能通过滤菌器。无典型的细胞结构，由单一核酸（RNA/DNA）和蛋白质组成，缺乏产生能量的酶系统，必须在活细胞内才能生长繁殖。病毒属于此类微生物。

2. 原核细胞型微生物　具备细胞结构，但细胞核无核膜和核仁，仅有核质 DNA 团块结构（原始核），细胞器不完整，只有核糖体。该类微生物包括细菌、衣原体、立克次体、支原体、螺旋体和放线菌。

3. 真核细胞型微生物　细胞核分化程度较高，具备典型的细胞核形态，胞浆内的细胞器完整。真菌属于此类微生物。

三、微生物与人类的关系

自然界存在的绝大多数微生物对人类和动植物的生存是有益无害的，有些甚至是必需的。自然界的物质循环依靠微生物的代谢活动而进行；人类已在食品发酵、工业（纺织、石油、化工、冶金、污水处理等）、农业（微生物饲料）、医药等许多方面充分利用微生物为人类谋福利；在当今生命科学领域将微生物作为研究材料或模型已被广泛应用，例如应用大肠埃希菌、酵母菌等作为基因载体来生产多种生物制剂，如乙肝疫苗、胰岛素、干扰素等。

但微生物中也有一小部分可引起人类与动植物的疾病，将这些具有致病性的微生物称为病原微生物。

第二节　微生物学

一、微生物学的概念

微生物学是生物学的一个分支，是研究微生物的生物学性状（形态结构、生命活动及其规律、遗传与变异等），以及微生物与人类、动植物、自然界之间相互关系的一门学科。

二、微生物学的发展简史

人类与微生物的关系源远流长，且从未间断。

史前时期（1650 年以前）：微生物尚未发现，预防天花的人痘接种法已在我国广泛使用。

奠基时期（1650～1850 年）：荷兰人列文虎克创制第一台显微镜后发现微生物的存在。

黄金时期（1850～1920 年）：建立了一套独特的微生物研究方法，将微生物与人类生产实践联系起来。主要代表人物有法国的巴斯德（Louis Pasteur. 1822～1895）和德国的柯赫。各种病毒相继被分离与鉴定。

成熟时期（1920 年以后）：随着各门学科的发展，实验与检测技术的进步，人们能更加清楚地认识病原微生物的结构与功能，为人类防治传染病做出了巨大贡献。

三、微生物学与药学的关系

1. 药物污染　由于微生物广泛存在于自然界，对药物造成污染而引起药物变质腐败，导致药效的下降影响治疗效果，甚至产生毒性产物而增加不良反应。

2. 药物质量控制　药物分为规定无菌制剂和非规定无菌制剂，前者不得检出活菌，后者限制含有的细菌的种类与数量。因此，针对污染药物的常见微生物的特性，一方面在制药的各个环节采取有效措施防止微生物污染或抑杀微生物，另一方面提高微生物的检验技术和水平，确保药物质量。

3. 药物生产　利用微生物制备多种抗生素，如青霉素、链霉素；应用基因工程技术与发酵技术已成功开发和生产多种药物，如人工胰岛素、干扰素、生长激素等。

4. 药物研究　针对微生物的特性研制更有效的抗微生物药物，提高感染性疾病的治疗效果；利用微生物繁殖速度较快、容易变异的特点，通过基因工程技术改良创建新的菌种应用于新药的研发、筛选，以及改进药物生产工艺，提高药物的质量和产量。

随着社会的发展和更多先进技术在微生物学方面的应用，人们将会更了解微生物、更充分地利用和开发微生物资源，在传染病特别是病毒性疾病的防治方面以及抗耐药菌株、抗肿瘤等领域发挥更大作用。

目 标 检 测

一、填空题

1. 微生物根据细胞结构、分化程度与化学组成分为_____，_____，_____三型。

2. 病毒属于_____微生物，真菌属于_____微生物。

二、单项选择题

1. 属于非细胞型微生物的是
   A. 细菌　　B. 病毒　　C. 真菌　　D. 螺旋体　　E. 支原体

2. 属于真核细胞型微生物的是
   A. 细菌　　B. 病毒　　C. 真菌　　D. 放线菌　　E. 衣原体

3. 具有完善细胞器和典型核结构的微生物是
   A. 细菌　　B. 螺旋菌　　C. 支原体　　D. 真菌　　E. 放线菌

4. 首次观察到微生物的科学家是
   A. 列文虎克　　B. 巴斯德　　C. 李斯特　　D. 科赫　　E. 佛罗里

（熊群英）

第二章
细菌概述

学习目标

1. 掌握 细菌的大小与形态、细胞壁的结构及功能、细菌生长繁殖的条件。

2. 熟悉 质粒的特性、特殊结构的性质与作用、革兰染色法、细菌生长繁殖的方式与速度细菌的合成代谢产物及医学意义、细菌的内毒素与外毒素的特点、感染类型及概念。

3. 了解 致病菌的检查原则、细菌的分解代谢产物及生化检测方法。

第一节 细菌的形态与结构

一、细菌的大小与形态

(一) 细菌的大小

细菌个体微小，需用显微镜放大近千倍以上才能看到。细菌常用微米（μm）作为测量其大小的单位。各种细菌大小不一，大多数球菌的直径为 $1\mu m$，杆菌长约 $2\sim 3\mu m$，宽约 $0.3\sim 0.5\mu m$。

(二) 细菌的形态

细菌基本形态有球形、杆形和螺形三种，根据其形态可将细菌分为球菌、杆菌和螺形菌三大类（图 2-1）。

1. 球菌 外形呈球形或近似球形。根据细菌分裂的平面和菌体之间排列方式不同可分为双球菌、链球菌、葡萄球菌等。

2. 杆菌 外形一般呈直杆状，有的稍弯曲。杆菌的种类很多，不同杆菌的大小、粗细、长短差异较大，根据菌体形状及排列方式不同，可将杆菌分为球杆菌、棒状杆菌、分枝杆菌和链杆菌等。

3. 螺形菌 菌体弯曲，根据菌体弯曲的程度可分为两类。

（1）弧菌 菌体只有一个弯曲，呈弧形或逗点状，如霍乱弧菌。

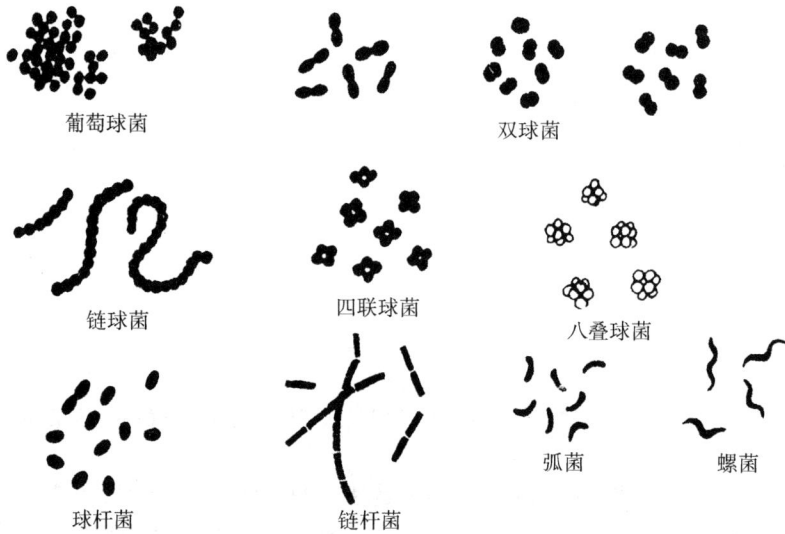

图 2-1　细菌的基本形态

（2）螺菌　菌体有数个弯曲，如鼠咬热螺菌。个别菌体细长弯曲呈弧形或螺旋形，称为螺杆菌，如幽门弯曲菌。

二、细菌的结构

细菌的结构包括基本结构和特殊结构（图 2-2）。

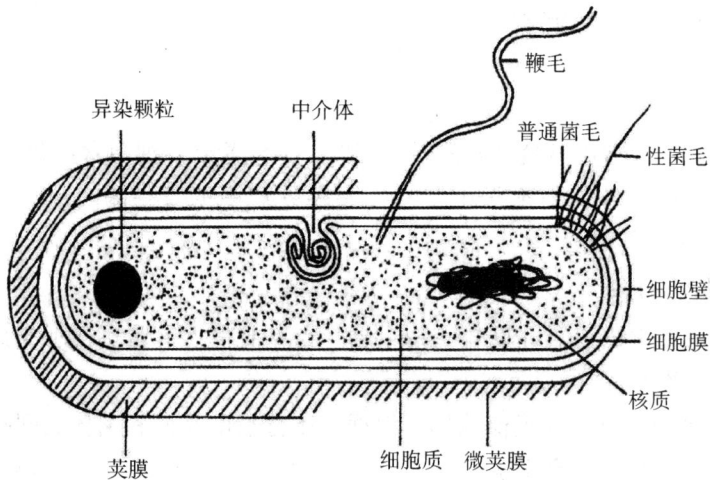

图 2-2　细菌的细胞结构

（一）细菌的基本结构

基本结构为各种细菌所共有的结构，包括细胞壁、细胞膜、细胞质和核质。

1. 细胞壁　位于细菌细胞的最外层，是一种坚韧而富有弹性的膜状结构。其主要功能有：①维持细菌的固有外形；②保护细菌抵抗低渗环境；③参与细胞内外的物质交换；④屏障保护作用；⑤具有免疫原性。

细胞壁的化学组成比较复杂，并随不同细菌而异。细菌经革兰染色可分为两大类，即革兰阳性菌和革兰阴性菌。两类细菌细胞壁的共有成分为肽聚糖，其余各具特殊组分（表2-1）。

表2-1 革兰阳性菌与革兰阴性菌细胞壁结构比较

细胞壁	革兰阳性菌	革兰阴性菌
强度	较坚韧	较疏松
厚度	厚，20~80nm	薄，10~15nm
肽聚糖层数	多，可达50层	少，1~3层
肽聚糖含量	多，占细胞壁干重的50%~80%	少，占细胞壁干重的10%~20%
结构	三维立体结构	二维平面结构
磷壁酸	有	无
外膜	无	有

革兰阳性菌和革兰阴性菌细胞壁的主要区别在于：革兰阳性菌含有大量的磷壁酸，革兰阴性菌没有。磷壁酸是革兰阳性菌的重要表面抗原，并与细菌的致病性有关（图2-3）；而革兰阴性菌在肽聚糖结构层外还有一层外膜，革兰阳性菌则没有。外膜由内及外分别为脂蛋白、脂质双层和脂多糖（LPS）三层组成（图2-4），其中脂多糖是革兰阴性菌的内毒素，与细菌的致病性有关。外膜占细胞壁干重的80%，是革兰阴性菌细胞壁的重要结构，由于肽聚糖结构层有外膜的屏障保护，青霉素难以渗透其内破坏肽聚糖，故革兰阴性菌对青霉素不敏感。青霉素能干扰革兰阳性菌肽聚糖的合成，故对革兰阳性菌有杀灭作用。

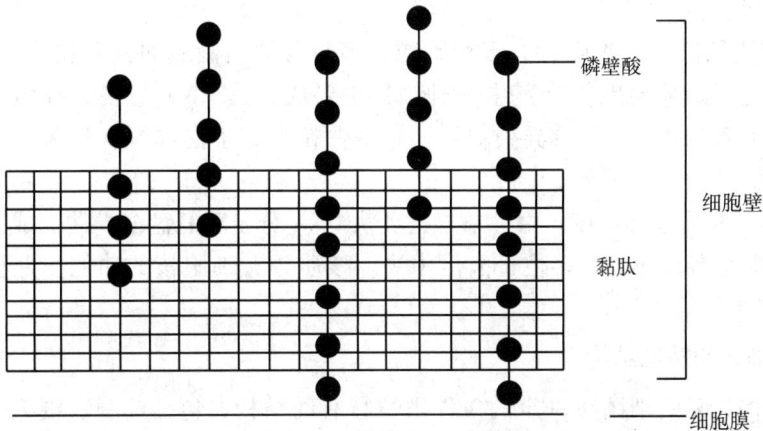

图2-3 革兰阳性菌细胞壁的结构

如果细胞壁受损，细菌在高渗环境中仍可生长繁殖，这种细胞壁缺陷的细菌则称L型细菌。

2. 细胞膜 位于细胞壁内侧，包绕在细胞质外面，是一层半透性的生物膜。细胞膜的主要化学成分为脂质、蛋白质及少量多糖，其基本结构为脂质双层，其内镶嵌着

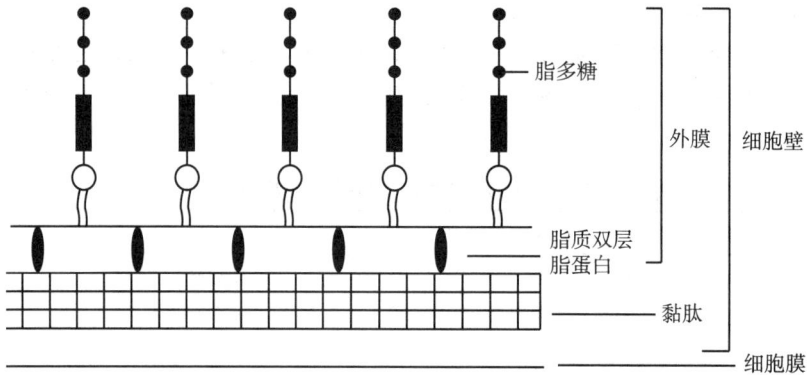

图 2-4 革兰阴性菌细胞壁结构

多种具有特殊作用的酶和载体蛋白。细胞膜的功能主要包括物质转运、生物合成、分泌与呼吸等作用。

3. 细胞质 细胞膜包裹的溶胶状物质。其基本成分是水、蛋白质、脂质、核酸及少量糖和无机盐。细胞质是细菌进行新陈代谢的主要场所，其中包含以下重要结构。

（1）核糖体 又称核蛋白体，是细菌合成蛋白质的场所。核糖体游离于细胞质中，每个菌体内可达数万个，由 RNA 和蛋白质组成。有些抗生素如红霉素、链霉素能与细菌核糖体结合，可干扰蛋白质的合成而致细菌死亡。但该类抗生素对人体细胞核糖体没有影响。

（2）质粒 质粒是细菌染色体外的遗传物质，由环状闭合的双链 DNA 组成。质粒控制细菌某些特殊的遗传性状，可以自我复制，并随细菌分裂转移到子代细胞中。质粒还可通过接合或转导方式在细菌间传递。质粒编码的遗传性状有耐药性、毒素、细菌素、菌毛等。

（3）胞质颗粒 细胞质含有多种颗粒，多数为细菌储藏的营养物质，包括多糖、脂质和磷酸盐等。异染颗粒是其中一种，其主要成分是 RNA 与多偏磷酸盐，嗜碱性强，经染色后着色较深，故称异染颗粒。异染颗粒常见于白喉棒状杆菌，可作为鉴别该菌的依据。

4. 核质 核质或称拟核，由一条双链环状 DNA 分子反复盘绕卷曲而成，无核膜和核仁，与细胞质界限不清，多位于菌体中央。核质具有细胞核的功能，是细菌遗传变异的物质基础。

（二）细菌的特殊结构

特殊结构为某些细菌在一定的条件下所特有的结构，包括荚膜、鞭毛、菌毛、芽孢。除菌毛外，其他三种特殊结构在光学显微镜下可以看到。

1. 荚膜 荚膜是某些细菌分泌并包绕在细胞壁外的一层黏液状物质，其化学成分因菌种而异，大多数为多糖。多糖具有免疫原性，可作为细菌鉴别和分型的依据（图 2-5）。

荚膜的功能：①抗吞噬，荚膜具有抵抗吞噬细胞吞噬的作用，是病原菌的重要毒力因子，与细菌的致病性有关；②抗损伤，荚膜对补体、溶菌酶、抗生素等有害物质的损伤有一定的抵抗力；③抗干燥，储存水分，维持菌体的代谢。

2. 鞭毛 鞭毛是某些细菌菌体上附着的细长并呈波状弯曲的丝状物，经特殊染色后才能在普通显微镜下看到（图2-6）。根据鞭毛的数目和部位，可将有鞭毛的细菌分为四类：①单毛菌；②双毛菌；③丛毛菌；④周毛菌（图2-7）。

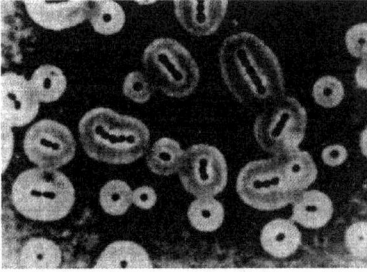

图2-5 细菌的荚膜

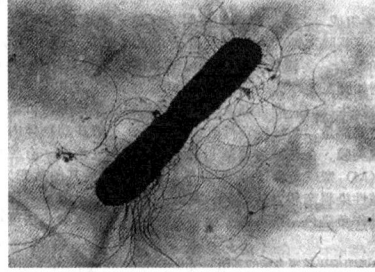

图2-6 细菌的鞭毛

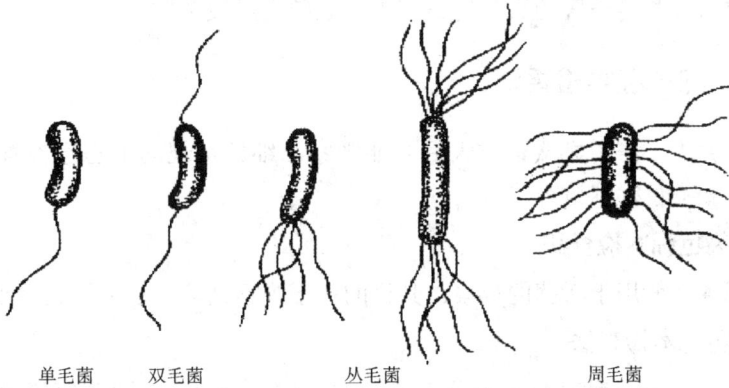

单毛菌　　　双毛菌　　　　　丛毛菌　　　　　　周毛菌

图2-7 细菌的鞭毛的类型

鞭毛的功能：①与细菌的运动有关，鞭毛是细菌的运动器官，有鞭毛的细菌才有动力；②致病性，有些细菌如霍乱弧菌通过鞭毛的运动穿透小肠黏膜表面的黏液层，黏附于肠黏膜上皮细胞而导致病变的发生；③抗原性，鞭毛的化学成分为蛋白质，具有免疫原性，可用于细菌的分类与鉴别。

3. 菌毛 菌毛是许多革兰阴性菌和少数革兰阳性菌菌体表面附有比鞭毛更细、更短、更直的丝状物。菌毛只有用电镜才能观察到，其化学成分为蛋白质，与细菌的运动无关。菌毛根据其功能可分为两类：①普通菌毛，数量多，具有黏附作用。通过黏附于消化道、呼吸道、泌尿生殖道黏膜上皮细胞表面而引起感染，故普通菌毛与细菌的致病性有关。②性菌毛，数量少，仅见于少数革兰阴性菌。细菌可通过性菌毛在细菌间传递遗传物质，如细菌的耐药性质粒可通过此方式传递。

4. 芽孢 某些细菌在一定的环境条件下，细胞质脱水浓缩，在菌体内部形成一个圆形或椭圆形的小体称为芽孢。芽孢是细菌的休眠状态而非繁殖方式，当营养物质缺乏时易形成，而环境条件适宜时，芽孢可发育为菌体，只有菌体才能进行分裂繁殖，故将未形成芽孢的菌体称为繁殖体。一个细菌只能形成一个芽孢，一个芽孢发芽也只能形成一个繁殖体。芽孢对热、干燥、辐射及消毒剂等理化因素均有极强的抵抗力（图2-8）。

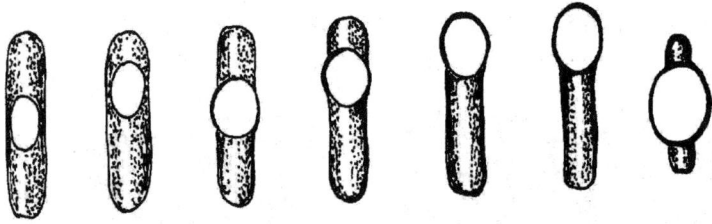

图2-8　细菌芽孢的形态、大小与位置

医学意义：①指导灭菌，由于芽孢有很强的抵抗力，故临床上对医疗器械、敷料、培养基等进行灭菌时，以杀灭芽孢为标准。杀灭芽孢最有效的方法是高压蒸汽灭菌法。②鉴别细菌，芽孢的大小、形状和在菌体中的位置随菌种而异，有助于鉴别细菌。③传染来源，由于芽孢的抵抗力极强，故某些细菌形成芽孢后，在自然界可存活数年到数十年，因此而成为某些传染病的重要传染来源。如破伤风梭菌。

三、细菌的形态学检查法

细菌个体微小，需用显微镜放大后才能观察。细菌常规的形态学检查方法有不染色标本检查法和染色标本检查法。

（一）不染色标本检查法

不染色标本一般用于活菌的观察，其目的在于观察细菌的动力及其运动情况。

（二）染色标本检查法

1. 单染色法　用一种染料将细菌染色的方法称单染色法。可观察细菌的形态及排列方式。

2. 复染色法　通常用两种以上的染料将细菌染色的方法称复染色法。如革兰染色法、抗酸染色法等。

革兰染色法是最常用的染色方法，细菌经革兰染色，结果被染成紫色者为革兰阳性菌（G^+菌），染成红色者为革兰阴性菌（G^-菌）。革兰染色法的意义：①鉴别细菌，此法将细菌分为 G^+ 菌与 G^- 菌两大类；②指导选择用药，通常 G^+ 菌对青霉素、红霉素、头孢菌素等药物敏感，而 G^- 菌对链霉素、庆大霉素等药物敏感；③判断细菌致病性，G^- 菌主要以内毒素致病为主，而 G^+ 菌主要以外毒素致病为主。

第二节　细菌的生理

一、细菌生长繁殖的条件

（一）营养物质

一般细菌所需营养物质包括水分、无机盐、蛋白胨、糖和生长因子等。细菌通过吸收周围环境中的营养物质以维持其生存,营养越丰富,细菌生长越快。

（二）酸碱度

多数病原菌的最适酸碱度为 pH 7.2～7.6。个别细菌如霍乱弧菌在 pH 8.4～9.2 的碱性环境中生长良好,而结核分枝杆菌在 pH 6.5～6.8 偏酸环境中生长良好。

（三）温度

多数病原菌生长的最适温度为人体正常体温,即37℃。

（四）气体

细菌生长繁殖需要的气体主要是氧和二氧化碳。不同细菌对分子氧的需求不同,据此可将细菌分为四类。

1. 专性需氧菌 只能在有氧的环境中才能生长,如结核分枝杆菌、霍乱弧菌。

2. 专性厌氧菌 只能在无氧的环境中才能生长,如破伤风梭菌、肉毒梭菌。

3. 兼性厌氧菌 不论在有氧或无氧的环境中都能生长,但在有氧环境中生长较好,大多数病原菌都属于此类,如葡萄球菌、伤寒沙门菌。

4. 微需氧菌 在低氧压（5%～6%）状态下生长最好,若氧压大于10%,对其生长则有抑制作用,如空肠弯曲菌、幽门螺杆菌。

二、细菌的繁殖

细菌的繁殖方式是二分裂法。在适宜的条件下,细菌繁殖的速度极快。多数细菌（如大肠埃希菌）繁殖一代只需 20～30 分钟,个别细菌繁殖速度较慢,如结核分枝杆菌繁殖一代需 18～20 小时。

细菌繁殖速度极快,随着营养物质不断消耗、有害代谢产物逐渐积累,细菌繁殖速度渐慢。如将一定数量的细菌接种于适当的液体培养基后,定时取样检测活菌数,以细菌数的对数为纵坐标,生长时间为横坐标,可绘出一条生长曲线（图2-9）,根据该曲线可将细菌生长繁殖分为四期。

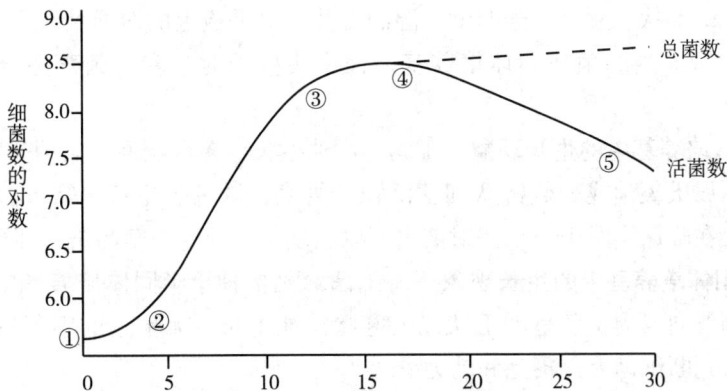

图 2-9 细菌的生长曲线

（一）迟缓期

此期为最初培养细菌的 1～4 小时。此期菌体增大，但分裂迟缓，菌数增加不明显，是细菌适应新环境的过程。

（二）对数期

此期细菌生长迅速，菌数以几何级数增加，其大小、形态、染色性及生理特性等都很典型，对抗生素比较敏感，因此，进行药物敏感试验应选用该期的细菌。

（三）稳定期

由于培养基中营养物质消耗，有害代谢产物的积累等，该期细菌繁殖速度渐减，细菌繁殖数与死亡数接近，活菌数相对稳定。此期细菌产生大量的代谢产物，如抗生素、外毒素等，芽孢也在此期形成。

（四）衰亡期

由于营养耗竭和有害代谢产物的聚集，细菌的繁殖速度趋于停止，死菌数迅速超过活菌数。此期细菌变形、肿胀、出现多形状的衰退型，甚至菌体自溶。

三、细菌人工培养

（一）培养基

用人工方法配制的适合细菌生长繁殖的营养基质，称为培养基。培养基的种类很多，按营养组成和用途可分为基础培养基、营养培养基、选择培养基、鉴别培养基和厌氧培养基等；按其物理性状可分为固体、液体和半固体培养基。

（二）细菌在培养基中的生长现象

不同细菌在各种培养基中的生长现象各异：

1. 在固体培养基中的生长现象　细菌在固体培养基上可形成菌落。菌落是单个细菌在固体培养基上分裂繁殖成一堆肉眼可见的细菌集团。不同细菌在固体培养基上形成的菌落大小、形状、颜色、透明度、湿润度及在血平板上的溶血情况等均有所不同，可借此鉴别细菌。当细菌在固体培养基表面密集生长时，多个菌落融合成片，称为菌苔。

2. 在液体培养基中的生长现象　①均匀浑浊生长，多数兼性厌氧菌呈此生长现象；②沉淀生长，属厌氧菌或少数链状细菌沉积于管底；③菌膜生长，需氧菌在液体表面呈膜状生长。在临床实践中，如注射液出现以上现象将视为细菌污染，即严禁使用。

3. 在半固体培养基中的生长现象　将细菌穿刺接种于半固体培养基中，有鞭毛的细菌可沿穿刺线向四周扩散呈羽毛状或云雾状浑浊生长，无鞭毛的细菌只沿穿刺线生长。可借此来判断细菌有无鞭毛和动力。

四、细菌的代谢

细菌的生长繁殖实际上是新陈代谢的过程。在分解与合成代谢过程中产生的多种产物，在医学上具有重要意义。

（一）细菌的分解代谢产物

不同细菌具有不同酶系统，对营养物质的分解能力和代谢途径也不同，因此其代谢产物也各不相同。可利用这些特点，并通过不同试验来鉴别细菌。如糖发酵试验、靛基质试验、VP 试验、甲基红试验、枸橼酸盐利用试验、硫化氢试验、尿素酶试验等。

（二）细菌的合成代谢产物

1. 热原质　热原质是细菌合成的一种进入人体或动物体内能引起发热反应的物质。产生热原质的细菌大多为革兰阴性菌，热原质即细胞壁中的脂多糖，少数革兰阳性菌也产生热原质。热原质耐高温，高温蒸汽灭菌（121.3℃，20 分钟）难以将其破坏，经 250℃ 高温干烤才能将其破坏。在制备生物制品、注射药液过程中必须严格遵守无菌操作，避免热原质污染。

2. 毒素和侵袭性酶　毒素是病原菌合成的对人体和动物有毒性作用的物质，包括外毒素和内毒素。侵袭性酶是某些病原菌合成的胞外酶，促进细菌扩散，增强病原菌的侵袭力。如链球菌的透明质酸酶、产气荚膜梭菌的卵磷脂酶等。

3. 维生素　某些细菌能合成一些维生素，除供自身需要外，还能分泌到菌体外。如大肠埃希菌在人体肠道内能合成 B 族维生素和维生素 K 等，可供人体利用。

4. 抗生素　某些微生物在代谢过程中产生的一种能抑制或杀灭其他微生物和肿瘤细胞的物质称抗生素。细菌产生的抗生素很少，如多黏菌素、杆菌肽等，大多数抗生素由放线菌或真菌产生，如青霉素、链霉素等。在临床上抗生素主要用于细菌感染性疾病和肿瘤的治疗。

5. 细菌素　细菌素是某些细菌产生的抗菌作用的蛋白质。由于细菌素的抗菌作用范围狭窄，仅对近缘菌株有杀伤作用，故多用于细菌的分型鉴定和流行病学调查。

6. 色素　某些细菌能产生不同颜色的色素，色素分脂溶性和水溶性两种，前者如金黄色葡萄球菌产生的金黄色色素，仅见菌落染色；后者如铜绿假单胞菌产生的绿色色素，使培养基、伤口脓汁和敷料染成绿色，这有助于细菌的鉴别。

第三节　细菌的致病性与感染

一、细菌的致病性

细菌引起疾病的能力称致病性。凡能引起人类疾病的细菌称为病原菌或致病菌。病原菌能否引起疾病，取决于病原菌的致病因素、机体的免疫力、环境因素等。细菌的致病性与其毒力、侵入机体的数量、侵入途径密切相关。

（一）细菌的毒力

构成病原菌毒力的主要因素是侵袭力和毒素。

1. 侵袭力　指细菌突破机体的防御功能，在体内定居、繁殖及扩散、蔓延的能力。构成侵袭力的主要物质有细菌侵袭性酶、荚膜及其他表面结构物质。

2. 毒素　是细菌合成对机体有害作用的代谢产物。根据其来源、性质和作用的不同，可分为外毒素和内毒素两大类，两类毒素的区别见表 2 - 1。

表 2 - 1　内毒素与外毒素的区别

区别要点	外毒素	内毒素
来源	革兰阳性菌及革兰阴性菌分泌或少数细菌溶解后释放	革兰阴性菌细胞壁成分，菌体裂解后释放
化学成分	蛋白质	脂多糖
稳定性	不稳定，60℃以上能迅速被破坏	耐热，160℃，2～4 小时被破坏
免疫原性	强，刺激机体产生抗毒素，甲醛处理脱毒可成为类毒素	较弱，甲醛处理不能成为类毒素
毒性作用	强，各种细菌外毒素对组织器官有选择性毒害作用	较弱，各种细菌内毒素的毒性作用大致相同，可引起发热反应、白细胞反应、内毒素血症与休克、DIC

（1）外毒素　产生外毒素的细菌主要是某些革兰阳性菌，也有少数是革兰阴性菌。外毒素的化学成分多为蛋白质，性质不稳定，不耐热。如破伤风外毒素60℃，20 分钟即可被破坏。外毒素可被蛋白酶分解，遇酸发生变性。外毒素的毒性强，对机体组织和器官有选择性的作用，可引起特殊病变。例如破伤风梭菌、肉毒梭菌及白喉棒状杆菌所产生的外毒素，虽对神经系统都有作用，但作用部位不同，临床症状亦不相同。外毒素在甲醛作用下可脱毒成类毒素，但仍保持抗原性。

（2）内毒素　存在于多数革兰阴性菌菌体内，是菌体的结构成分，当菌体自溶或用人工方法使细菌裂解后才释放。大多数革兰阴性菌都有内毒素，如伤寒沙门菌、痢疾志贺菌等。

内毒素化学成分主要为脂多糖，内毒素耐热，加热100℃ 1 小时不被破坏，必须加热160℃，经 2～4 小时或用强碱、强酸或强氧化剂煮沸 30 分钟才能灭活。内毒素不能用甲醛脱毒制成类毒素，但能刺激机体产生具有中和内毒素活性的抗体。内毒素毒性较弱，对组织细胞的作用选择性不强，故引起的病理变化和临床症状大致相同。如发热反应、白细胞反应、内毒素血症与休克、弥漫性血管内凝血。

（二）侵入数量

病原菌引起感染，除有一定毒力外，还必须有足够的数量。有些病原菌毒力极强，极少量的侵入即可引起机体发病，如鼠疫杆菌，有数个细菌侵入就可发生感染。而对大多数病原菌而言，需要一定的数量，才能引起感染，少量侵入，易被机体防御功能所清除。

（三）侵入途径

多数病原菌只有经过特定的门户侵入，并在特定部位定居繁殖，才能造成感染。如痢疾杆菌必须经口侵入，定居于结肠内，才能引起疾病。而破伤风梭菌，只有经伤口侵入、厌氧条件下，在局部组织生长繁殖，产生外毒素，才能引发疾病。但个别病原菌如结核分枝杆菌能通过多途径侵入机体而定居多种组织器官，从而引起多系统的结核病。

二、细菌的感染

在一定的条件下，病原菌突破机体的防御功能，与机体相互作用而引起不同程度的病理过程称感染。

（一）感染的来源与途径

根据感染源来自于宿主的体内或体外，可将感染分为内源性感染和外源性感染。细菌侵入机体的途径有经呼吸道感染、消化道感染、皮肤创伤感染、接触感染、节肢动物媒介感染等。

（二）细菌的类型

1. 隐性感染　机体抵抗力较强，侵入的病原菌毒力较弱、数量少，感染后症状较轻或无症状。机体感染后常可获得牢固的免疫力。

2. 显性感染　机体免疫力较弱，或侵入的病原菌毒力较强、数量较多，机体的组织细胞受到不同程度的损害并出现一系列的临床症状和体征。显性感染按其发病快慢和病程长短，可分为急性感染和慢性感染；按感染部位及性质可分为局部感染和全身感染。

全身感染可分为下列几种类型：①菌血症，病原菌由原发部位一时性或间歇性侵入血流，但不在血中繁殖；②毒血症，病原菌在局部组织生长繁殖，不侵入血流，但细菌产生的毒素进入血流，引起全身症状；③败血症，病原菌不断侵入血流，并在其中大量繁殖，产生毒素，引起机体严重损害并出现全身中毒症状；④脓毒血症，由化脓性细菌引起败血症时，细菌通过血流扩散到全身其他脏器或组织，引起新的化脓性病灶。

知识链接

超级细菌

超级细菌是对所有抗生素有抗药性的细菌的统称。超级细菌能在人体盛造成脓疮和毒疱，甚至逐渐使肌肉坏死，这种病菌的可怕之处并不在于它对人体的杀伤力，而是在于它对抗生素的抵抗能力，目前对这种病菌几乎无药可用。

三、医院内感染

医院内感染又称医院获得性感染，常称院内感染，广义院内感染是指住院患者、医院工作人员、陪护者、探视者、医院来访客人等在医院内获得的感染，包括在住院期间发生的感染和在医院内获得、出院后发生的感染。医院感染分内源性和外源性两大类，主要侵犯免疫力低下的老人、小孩及慢性病患者，以条件致病菌为主，细菌多有多重耐药。住院期间侵入性诊疗手段、各种药物的使用、医院环境的污染以及大量探视者都增加了医院感染的机会，患者住院时间明显延长，医疗费用的增加，病死率的提高使医院内感染成为当今医疗机构面临的突出世界性公共卫生问题。WHO 指出，有效控制医院感染的关键措施是强化消毒灭菌制度、实施有效的隔离、合理使用抗生素和通过检测进行效果评价。

目标检测

一、填空题

1. 细菌的基本结构包括＿＿＿＿＿＿＿、＿＿＿＿＿＿＿、细胞质和核质。

2. 灭菌以杀死＿＿＿＿＿＿为标准，无菌指物体无活的＿＿＿＿＿＿＿存在。

3. 细菌生长繁殖的条件包括：营养物质、适宜的酸碱度、＿＿＿＿＿和＿＿＿＿＿。

4. 细菌在液体培养基中的生长现象有＿＿＿＿＿＿、＿＿＿＿＿＿、＿＿＿＿＿＿。

5. 细菌的毒性代谢产物有＿＿＿＿＿＿＿＿＿＿和＿＿＿＿＿＿＿＿＿。

6. 细菌致病的三大因素有＿＿＿＿＿＿、＿＿＿＿＿＿、＿＿＿＿＿＿。

二、单项选择题

1. 细菌的测量单位是

   A. 厘米　　B. 微米　　C. 纳米　　D. 毫米　　E. 分米

2. G^+菌和G^-菌细胞壁的共同成分是

   A. 外膜　　B. 磷壁酸　　C. 肽聚糖　　D. 脂多糖　　E. 脂蛋白

3. 灭菌是否彻底的标准是

   A. 杀死所有芽孢　　B. 杀死所有繁殖体　　C. 细菌细胞壁被破坏

   D. 菌体蛋白变性　　E. 杀死所有致病菌

4. 最常用的细菌染色法是

   A. 鞭毛染色法　　B. 抗酸染色法　　C. 单染色法　　D. 负染色法

   E. 革兰染色法

5. 细菌生长繁殖的条件不包括

   A. 温度　　B. 酸碱度　　C. 营养物质　　D. 阳光　　E. 气体

6. 对人体有害的细菌代谢产物有

   A. 色素　　B. 维生素　　C. 毒素　　D. 抗生素　　E. 细菌素

7. 细菌的繁殖方式是

   A. 复制　　B. 二分裂法　　C. 孢子生殖　　D. 有性繁殖　　E. 配子生殖

8. 细菌生长繁殖最快、形态和生理特性最典型的生长时期是

   A. 迟缓期　　B. 稳定期　　C. 对数期　　D. 衰亡期　　E. 对数期和稳定期

9. 内毒素的特点不包括

   A. 蛋白质，不耐热　　B. 可致发热反应　　C. 对人体组织细胞无选择性作用

   D. 不能脱毒变为类毒素　　E. 主要来源于革兰阴性菌

10. 病原菌不侵入血流，但其产生的毒素进入血流，引起全身中毒症状成为

    A. 脓毒血症　　B. 败血症　　C. 菌血症　　D. 病毒血症　　E. 毒血症

（唐毓流）

第三章
放 线 菌

学习目标

1. 掌握 放线菌的概念和产抗生素的链霉菌属、诺卡菌属、小单胞菌属。
2. 熟悉 放线菌的形态结构和生殖繁殖特点及培养方法。
3. 了解 病原性放线菌属的治疗方法。

　　放线菌是一类呈分枝状生长的原核细胞型微生物。放线菌具有菌丝和孢子结构，革兰染色阳性。广泛分布在土壤中，因其菌落呈放射状，故得名放线菌。

　　放线菌是抗生素的主要产生菌，据统计，迄今报道的8000多种抗生素中，约80%是由放线菌产生的，而其中90%又是由链霉菌属产生。常用的抗生素除了青霉素和头孢菌素外，绝大多数是放线菌的产物。此外，放线菌还可用于制造抗肿瘤药物、维生素、酶制剂及有机酸，因此在医药工业上有重要意义。

第一节　放线菌的生物学性状

一、放线菌的形态与结构

　　放线菌由菌丝和孢子两部分结构组成（图3-1），此特征和真菌相似。

（一）菌丝

　　放线菌的菌丝呈细长丝状，无分隔，有分支，不同发育阶段的菌丝分化程度不同。根据菌丝着生部位、形态和功能的不同，菌丝可分为基内菌丝、气生菌丝和孢子丝三种。

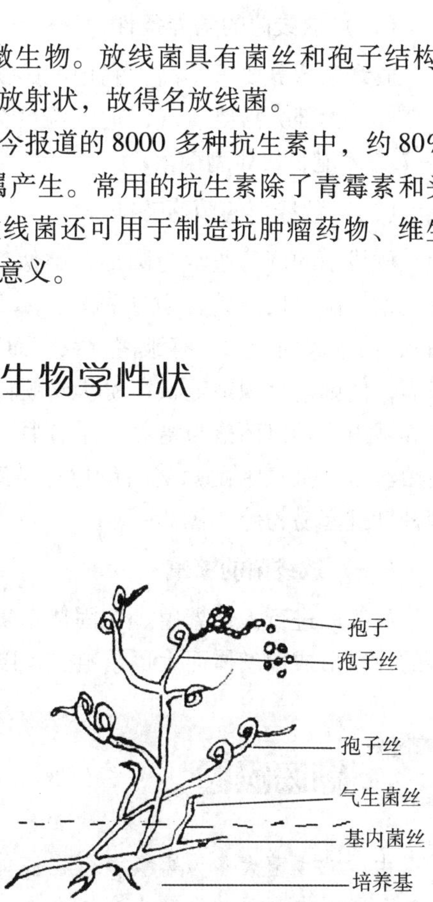

　　1. 基内菌丝 深入培养基表面或内部的菌丝称为基内菌丝。主要功能是吸收营养物质，又称为营养菌丝或一级菌丝。基内菌丝直径较

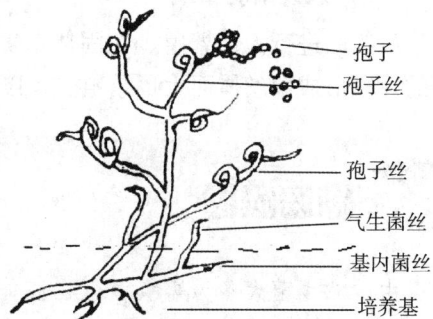

图 3-1　放线菌的形态与结构

（图中标注：孢子、孢子丝、孢子丝、气生菌丝、基内菌丝、培养基）

细，有的无色，有的产生色素而呈现不同的颜色。

2. 气生菌丝 基内菌丝发育到一定阶段向空中长出的菌丝称为气生菌丝或二级菌丝。气生菌丝直径较基内菌丝粗，颜色较深，呈直形或弯曲形。

3. 孢子丝 气生菌丝发育到一定阶段，顶端可分化形成孢子的菌丝称为孢子丝，又称繁殖菌丝。孢子丝的形状和着生方式、螺旋的方向、数目、疏密程度以及形态特征是鉴定放线菌的重要依据。

（二）孢子

孢子丝发育到一定阶段即分化形成孢子，孢子是放线菌的繁殖器官。放线菌的孢子性状各异，在光学显微镜下，孢子形状呈圆形、椭圆形、杆状、圆柱状、瓜子状、梭状和半月状等；孢子排列方式有单个、双个、短链或长链状；孢子的颜色呈灰、白、黄、橙黄、淡黄、红、蓝等；电镜下，孢子表面结构可有光滑、疣状、鳞片状、刺状或毛发状等。孢子的形态、排列方式、表面结构和色素特征是鉴定放线菌的重要依据。

二、放线菌的培养

（一）放线菌的培养条件

放线菌营养要求不高，利用的碳源、氮源、无机盐和微量元素钾、镁、钙等即生长良好。大部分需要氧气，适宜温度为 $28 \sim 30℃$，pH 为 $7.2 \sim 7.6$，生长缓慢，培养 $3 \sim 7$ 天才能长成典型菌落。

（二）放线菌的菌落特征

放线菌的菌落通常为圆形，类似或略大于细菌菌落，比真菌菌落小。光学显微镜下观察，菌落周围具辐射状菌丝。放线菌菌落可分为两类：①气生菌丝型（如链霉菌），菌落表面干燥，有皱褶，致密而坚实。当孢子丝成熟时，产生大量孢子铺于菌落表面，使菌落呈现绒毛状、粉状或颗粒状，带有不同的颜色。由于大量基内菌丝深入培养基内，所以菌落与培养基结合紧密，不易被接种针挑起或挑起后不易破碎。②基内菌丝型（如诺卡菌），黏着力差，与培养基结合不紧密，粉质，带有不同的颜色，用接种针挑起易粉碎（图3-2）。

（三）放线菌的繁殖

放线菌进行无性繁殖。在固体培养基中以形成孢子方式，液体培养基里以菌丝断裂的片段形成菌丝体而大量繁殖。是以孢子→菌丝→孢子的循环过程进行生长繁殖。

知识链接

由于放线菌大多为需氧菌，在液体培养基里以菌丝断裂的片段形成菌丝体而大量繁殖，所以在利用放线菌生产抗生素时，一般采用液体培养，加强通气搅拌培养，增加发酵液中的溶氧量和促使菌丝断裂，以促进放线菌的生长繁殖。

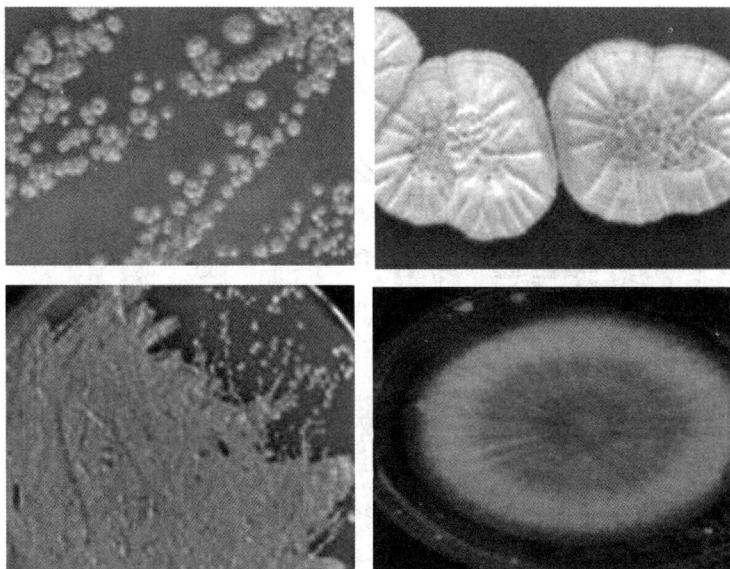

图 3 - 2　放线菌的菌落特征

以链霉菌的生活史（图 3 - 3）为例说明放线菌的生活周期：①孢子萌发，长出芽管；②芽管延长，生出分支，形成基内菌丝；③基内菌丝向培养基表面生长形成气生菌丝；④部分气生菌丝顶部分化形成孢子丝；⑤孢子丝发育形成孢子，如此循环往复。

（四）放线菌的抵抗力

放线菌孢子具有较强的耐干燥能力，但不耐高温，60～65℃处理 10～15 分钟即失去活性。

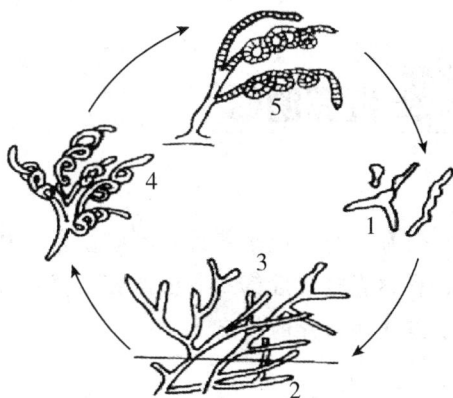

图 3 - 3　链霉菌的生活史简图
1. 孢子萌发；2. 基内菌丝；3. 气生菌丝；
4. 孢子丝；5. 孢子丝分化为孢子

第二节　放线菌的用途与危害

一、产生抗生素的放线菌

（一）链霉菌属

链霉菌属是放线菌中最大一个属，分为 14 个类群。该属产生的抗生素种类最多，现有的抗生素约 80% 由放线菌产生，而其中 90% 又由链霉菌产生。如灰色链霉菌产生的链霉素、龟裂链霉菌产生的土霉素、卡那霉素链霉菌产生的卡那霉素，此外链霉菌属产生的博来霉素、丝裂霉素、制霉菌素、两性霉素、氯霉素、四环素、万古霉素、红霉素等都是临床上常用的有效的药物。

链霉菌有发育良好的基内菌丝、气生菌丝和孢子丝，孢子丝形状各异，可形成长的孢子链（图3－4）。

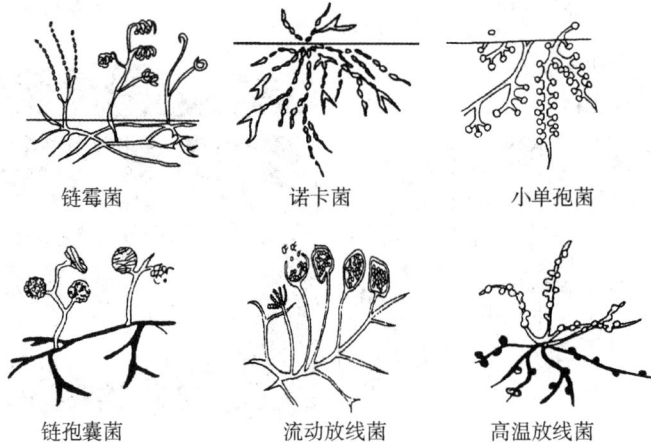

链霉菌   诺卡菌   小单孢菌

链孢囊菌   流动放线菌   高温放线菌

图3－4 放线菌的形态

知识链接

链 霉 素

链霉素是一种氨基糖苷类抗生素。1943年美国S.A.瓦克斯曼从链霉菌中析离得到，是继青霉素后第二个生产并用于临床的抗生素。它的抗结核杆菌的特效作用，开创了结核病治疗的新纪元。

（二）诺卡菌属

现已报道诺卡菌100余种，能产生30多种抗生素。如对治疗结核分枝杆菌和麻风分枝杆菌治疗有特效的利福霉素，对治疗植物白叶枯病的细菌以及原虫、病毒有作用的间型霉素，对革兰阳性细菌有作用的瑞斯托菌素等。另外，诺卡菌能同化各种糖类，有的能利用碳氢化合物、纤维素等，用于在石油脱蜡、烃类发酵以及污水处理中分解腈类化合物等。

（三）小单胞菌属

此属约30多种，也是产抗生素较多的一个属。例如绛红小单胞菌和棘状小单胞菌产生庆大霉素、伊尼奥小单胞菌产生西索米星，有的能产生利福霉素、创新霉素、卤霉素等50余种抗生素，有的还产生维生素B_{12}。

（四）链孢囊菌属

此属菌约15种以上，其中因不少种可产生广谱抗生素而受到重视。粉红链孢囊菌产生的多霉素，可抑制革兰阳性细菌、革兰阴性细菌、病毒等病原体，对肿瘤也有抑制作用。绿灰链孢囊菌产生的绿菌素，对细菌、真菌、酵母菌均有作用。由西伯利亚链孢囊菌产生的两性西伯利亚霉素，对肿瘤有一定疗效。

（五）游动放线菌属

本菌至今报道14种，产生的抗生素有创新霉素、绛红霉素等，前者对大肠埃希菌引起的尿路感染有一定的疗效，后者对肿瘤、细菌、真菌等均有作用。

（六）高温放线菌属

该菌属有的能产生抗生素，如产生的高温红霉素对革兰阳性菌和革兰阴性菌均有作用。

二、病原性放线菌

引起人类致病的主要是厌氧放线菌属和需氧诺卡菌属中的少数放线菌。

（一）厌氧放线菌属

厌氧放线菌属有31个种，其中伊氏放线菌、牛型放线菌、内氏放线菌、黏膜放线菌和龋齿放线菌等寄居在人和动物的口腔、上呼吸道、胃肠道和泌尿生殖道等部位。其中对人致病性较强的是伊氏放线菌。主要表现为慢性脓肿及形成瘘管，向外排出的黄色黏稠的脓液中，肉眼可见的黄色米粒大小颗粒，称为硫黄样颗粒。

（二）诺卡菌属

诺卡均属有42个菌种，不属于正常菌群，对人致病的主要有星形诺卡菌和巴西诺卡菌，为外源性感染，感染后常表现为肺部化脓性炎症与坏死，严重者可通过血流播散至全身。

目标检测

一、填空题

1. 放线菌的形态由_____和_____组成，其中菌丝可分为_____，_____和_____三种。

2. 放线菌属中对人致病性最强的是_____。

3. 诊断放线菌属病最简便的方法是在病变部位取脓查找_____。

二、选择题

1. 放线菌引起的化脓性感染其脓液特征是
   A. 黏稠，呈金黄色　　B. 稀薄，呈血水样　　C. 稀薄，称蓝绿色
   D. 稀薄，呈暗黑色　　E. 可见硫黄样颗粒

2. 伊氏放线菌感染最常见部位是
   A. 肠道　　B. 中枢神经系统　　C. 骨和关节　　D. 面颈部软组织
   E. 肺部

3. 放线菌的结构中能产生孢子的是

    A. 气生菌丝   B. 基内菌丝   C. 孢子丝   D. 孢子   E. 菌丝体

4. 放线菌的生殖方式是

    A. 孢子生殖   B. 出芽生殖   C. 菌丝体生殖   D. 分裂生殖

    E. 有性生殖

5. 医药上用来消炎灭菌的链霉素和金霉素是从下列生物中提取的

    A. 放线菌   B. 酵母菌   C. 霉菌   D. 病毒   E. 支原体

6. 放线菌在自然界中分布很广，主要生活在

    A. 海水   B. 河水   C. 土壤   D. 空气   E. 无氧环境

（蓝柳婷　熊群英）

第四章

真　菌

学习目标

1. 掌握　的概念、真菌的形态结构、培养特性和菌落特征。
2. 熟悉　与药物有关的真菌。
3. 了解　病原性真菌的治疗方法。

真菌是一大类真核细胞型微生物，细胞核高度分化，有核膜和核仁，胞质内有完整的细胞器，细胞壁有几丁质或纤维素构成，无叶绿素，不分化根、茎、叶。真菌广泛分布于自然界，种类繁多，多数对人类有益，如用于生产抗生素、酿酒、制酱等；少数能引起人类疾病。

第一节　真菌的生物学性状

一、真菌的形态与结构

真菌的体积比细菌大几倍到几十倍，在光学显微镜下放大 100～500 倍即可看清。因真菌的细胞壁缺乏肽聚糖，故对青霉素和头孢菌素不敏感。

真菌按其形态结构分单细胞真菌和多细胞真菌两大类。

（一）单细胞真菌

呈圆形或卵圆形，如酵母菌、白假丝酵母菌（白色念球菌）。以出芽方式繁殖。若子细胞与母细胞没有立即分离，期间仅以极狭小的接触面相连，形成藕节状的细胞串，称为假菌丝。

（二）多细胞真菌

由菌丝和孢子组成，菌丝可交织成团，故称丝状菌，如霉菌（图 4-1）。不同的多细胞真菌其菌丝和孢子的形态不一，是分类和鉴别的依据。

1. 菌丝　孢子在适宜条件下长出芽管并逐渐延长呈丝状，称为菌丝。菌丝有多种形态（图 4-2）。菌丝按功能不同分为三类：①营养菌丝；②气生菌丝；③生殖菌丝。

按菌丝有无横隔又可分成：①无隔菌丝；②有隔菌丝。

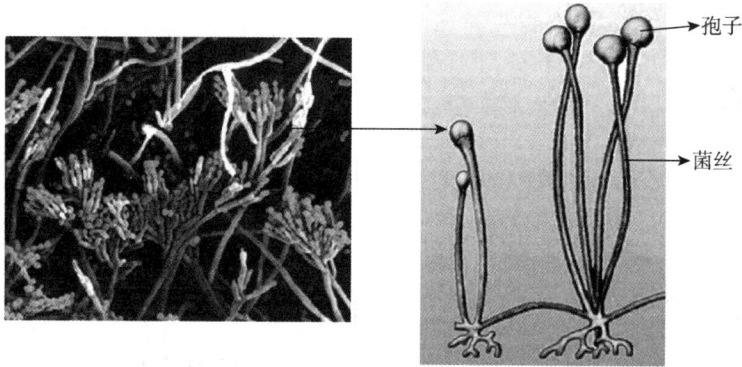

图 4 - 1　霉菌的结构

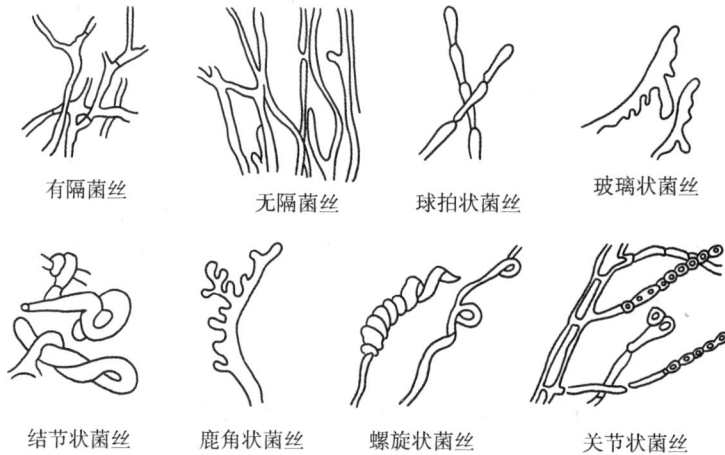

| 有隔菌丝 | 无隔菌丝 | 球拍状菌丝 | 玻璃状菌丝 |

| 结节状菌丝 | 鹿角状菌丝 | 螺旋状菌丝 | 关节状菌丝 |

图 4 - 2　真菌的各种菌丝形态

2. 孢子　是真菌的繁殖器官，一条菌丝可长出多个孢子，在适宜条件下，孢子又可发芽形成菌丝。孢子分为无性孢子和有性孢子两种（图 4 - 3）。

（1）无性孢子　是由菌丝上的细胞直接分化或出芽形成，彼此间不发生细胞融合。病原性真菌多形成无性孢子，分为三种：①叶状孢子，包括芽生孢子、厚膜孢子、关节孢子；②分生孢子，包括大分生孢子和小分生孢子两种；③孢子囊孢子。

（2）有性孢子　是由同一菌体或不同菌体上的两个细胞融合，经减数分裂而形成，有接合孢子、子囊孢子和担孢子三种。

二、真菌的培养

大多数真菌营养要求不高，常用沙保琼脂培养基（含 4% 葡萄糖、1% 蛋白胨和 2% 琼脂）。最适 pH 为 4.0 ~ 6.0，最适温度为 22 ~ 28℃，某些深部真菌在 37℃生长较好。此外，真菌还需要较高的湿度和氧。

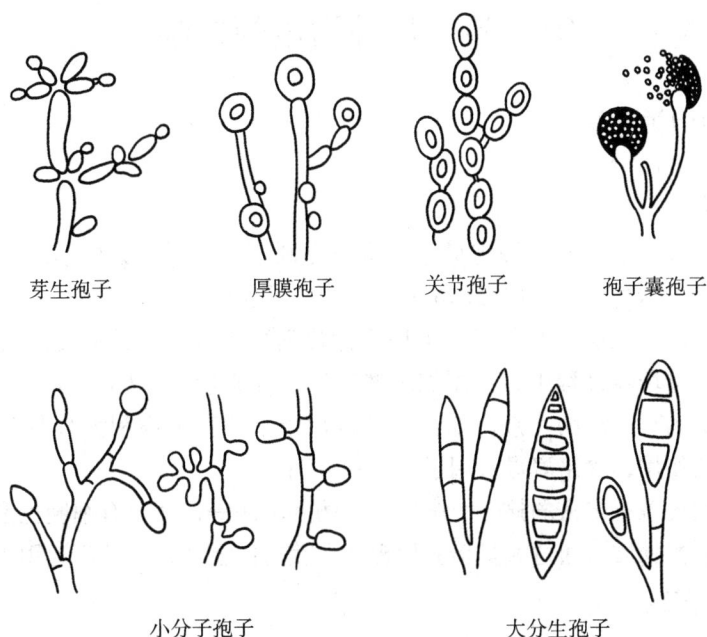

芽生孢子　　厚膜孢子　　关节孢子　　孢子囊孢子

小分子孢子　　　　　大分生孢子

图4-3　真菌的各种孢子形态

多数真菌主要是通过孢子进行无性繁殖和有性繁殖。真菌繁殖能力强，但生长速度较慢，一般需1~2周长成典型菌落。

真菌菌落有三种类型：

（1）酵母型菌落　为单细胞真菌的菌落。形态与一般细菌菌落相似，菌落大而厚、光滑、湿润、柔软而致密，多呈乳白色。如新型隐球菌的菌落。

（2）类酵母型菌落　为单细胞真菌的菌落。外观似酵母型菌落，但有假菌丝深入培养基中，如白假丝酵母菌的菌落。

（3）丝状菌落　为多细胞真菌的菌落，由许多菌丝体及孢子构成，呈棉絮状、绒毛状或粉末状。菌落中心与边缘、表面与背面可显示黄绿、橙、黑等不同颜色，如霉菌的菌落。

三、真菌的抵抗力

真菌对寒冷、干燥、日光、紫外线及一般消毒剂有较强的抵抗力，但不耐热，60℃ 1小时即可杀死菌丝和孢子。对2.5%碘酊、2%苯酚、10%甲醛敏感。对常用的抗生素不敏感。两性霉素B、氟康唑、酮康唑、制霉菌素、灰黄霉素等对某些真菌有抑制作用。

第二节　几种常见的真菌

一、药物相关性真菌

（一）酵母属

大多数酵母菌为单细胞，细胞形态大多呈卵圆形、圆形或圆柱形。有的酵母菌有假菌丝，如白色念珠菌，又称白假丝酵母菌。

酵母菌经高温干燥制成酵母粉，可用于治疗消化不良，并具有促进代谢、增强食欲等功效。在酵母培养过程中，如添加一些特殊的元素制成含硒、铬等微量元素的酵母，对一些疾病具有一定的疗效。如含硒酵母用于治疗克山病和大骨节病，并有一定防止细胞衰老的作用；含铬酵母可用于治疗糖尿病等。

酵母菌细胞还含有丰富的核酸、维生素、酶和辅酶等，并含有细胞色素 C、麦角固醇等药用生理活性物质。通过大量培养后提纯可获得以上产物，被广泛用于制药工业。

（二）毛霉菌属

毛霉菌属广泛分布于土壤、空气、堆肥中，也常见于蔬菜、水果或富含淀粉的食品和谷物上，引起腐败变质。毛霉菌属能分解复杂的有机物质，损坏食品、纺织品和皮革等。有的可以生产蛋白酶、淀粉酶、脂肪酶等，具有很强的消化能力，有的生产柠檬酸、草酸等有机酸，还有的生产 3－羟基丁酮等，有的对甾体化合物有转化作用。

（三）根霉菌属

根霉菌属分布于土壤、空气中，常污染食物、药品等引起变质发霉。根霉菌能产生一些酶类，如淀粉酶、果胶酶、脂肪酶等；能发酵产生乙醇等，在酿酒工业上常用做糖化菌。有些根霉还能产生乳酸、延胡索酸等有机酸。有的也可用于甾体转化。

（四）曲霉菌属

曲霉菌属可引起食物、谷物和果蔬的霉腐变质，有的可产生致癌性的黄曲霉毒素。

曲霉菌属是制酱、酿酒、制醋的主要菌种，能生产酶制剂如蛋白酶、淀粉酶、果胶酶，还生产有机酸如柠檬酸、葡萄糖酸和衣康酸等，农业上用作生产糖化饲料的菌种。曲霉菌属也引起物品的霉败变质，有些曲霉引起粮食的霉败，并产生毒素，人和家畜食用后引起中毒和癌症。

（五）青霉菌属

青霉菌是多细胞真菌（图 4－4）。种类多，在制药工业上有重要的作用，如产黄青霉和点青霉都能生产临床上常用的重要抗生素青霉素，灰黄霉素

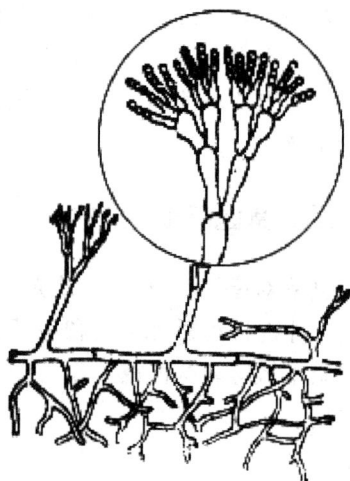

图 4－4　青霉菌属

亦由青霉菌产生。

知识链接

青霉素的由来

1928 年夏季的一天，弗莱明正准备用显微镜观察培养皿中的葡萄球菌时，目光落到了一只被污染的培养皿上，一种绿色霉菌已开始繁殖，而绿色霉菌的周围，原来生长的葡萄球菌全部消失了。此后经过多次试验揭开了其中的奥妙：原来那是青霉菌，它产生的一种代谢产物能将细菌杀死，这就是第一种被发现的抗生素——盘尼西林（青霉素）。1956 年第二种真菌抗生素——头孢霉素试制成功。这种抗生素不仅具有青霉素的优点，且不易引起过敏反应。

（六）头孢霉菌属

头孢霉菌属的腐蚀性强，主要分布在潮湿的土壤和植物残体中。有的头孢霉菌（如顶头孢霉菌）能产生重要的抗癌物质和抗生素头孢菌素 C。

二、病原性真菌

少数真菌能引起人类的感染，分为浅部感染和深部感染。

（一）浅部真菌感染

是指那些能侵染机体的表皮、毛发和指（趾）甲等浅部角化组织的霉菌，引起癣症，包括手癣、足癣、股癣和体癣等，其中手足癣是人类最常见的浅部真菌感染。对皮肤癣的感染，主要以预防为主。对于癣的治疗主要提倡局部用药，所选药物主要是灰黄霉素、酮康唑、咪康唑和伊曲康唑等。

知识链接

香　港　脚

鸦片战争后，英军接管中国香港，这些大兵们住惯了干燥的英国，来到了湿热的香港，每个人的脚都走了样。不明就里的大兵们就误称它为香港脚。大家都会唱"香港脚，香港脚，痒又痒"。香港脚，又称足癣，通常是指由皮癣菌所引起的表浅性皮肤霉菌感染，南方多见，为了让患者容易理解，医师会将此病解释为"发霉"。

讨论：

为什么南方人容易患足癣，该如何预防？

（二）深部真菌感染

常经创伤侵入皮下组织，一般只局限于局部组织，少数可经淋巴管或血液扩散至周围组织或器官。引起人类深部感染的真菌主要有白假丝酵母菌和新型隐球菌两类。

1. 白假丝酵母菌　又称白色念珠菌，是一种条件致病菌，通常存在于正常人口腔、上呼吸道、肠道及女性阴道的黏膜上。可侵犯人体多个部位，引起皮肤感染（常见鹅口疮、口角炎、外阴炎及阴道炎）、内脏感染（肺炎、肠胃炎、心内膜炎及肾炎等）和中枢神经系统感染（脑膜炎、脑炎等），其中黏膜感染以鹅口疮最多，其次是由于菌群失调引起女性的真菌性尿道炎。治疗白色念珠菌可局部用克霉唑软膏、硝酸咪康唑栓等；内脏感染可口服两性霉素B、氟康唑、酮康唑、制霉菌素等。

2. 新型隐球菌　新型隐球菌细胞为圆形，细胞壁外有一层由多糖组成的厚厚的荚膜，常规染料不易着色，故得名隐球菌。新型隐球菌是条件致病菌，可引起肺部轻微炎症或隐性感染。亦可由破损皮肤及肠道传染人。当机体免疫力低下时，可向全身播散，主要侵犯中枢神经系统，发生脑膜炎、脑肉芽肿等，此外还可侵入骨骼、肌肉、淋巴结，引起慢性炎症和脓肿。治疗新型隐球菌感染可用两性霉素B静脉滴注，大蒜提取液对本菌感染有一定的疗效。

三、产毒素真菌

很多真菌在生长繁殖过程中产生一些有毒的代谢产物，称为真菌毒素。这些毒素有致癌、致畸和致突变等作用。典型的是黄曲霉毒素，是迄今为止发现的毒性最强的真菌毒素，与人的肝癌发生密切相关。

知识链接

黄曲霉毒素

黄曲霉毒素主要污染粮油制品，致癌作用极强。我国规定在玉米、花生、花生油及其产品中黄曲霉毒素含量不得超过20ng/kg，尤其在婴儿食品和药品中不得检出黄曲霉毒素。

目标检测

一、填空题

1. 多细胞真菌由_____和_____组成。
2. 真菌菌丝按功能可分为_____、_____和_____。
3. 新型隐球菌最易侵犯_____系统，引起_____。

二、选择题

1. 真菌细胞不具有的结构或成分是

A. 细胞壁　　B. 细胞核　　C. 线粒体　　D. 内质网　　E. 叶绿素

2. 真菌孢子的主要作用是

A. 抵抗不良环境的影响　　B. 抗吞噬　　C. 进行繁殖　　D. 引起炎症反应

E. 引起变态反应

3. 不是易引起念珠菌感染的主要原因

A. 与念珠菌患者接触　　B. 菌群失调　　C. 长期使用激素或免疫抑制剂

D. 内分泌功能失调　　E. 机体屏障功能遭破坏

4. 白色念珠菌常引起

A. 癣病　　B. 皮下组织感染　　C. 皮肤黏膜、内脏感染　　D. 毒血症

E. 真菌中毒症

5. 下列真菌中最易侵犯脑组织的是

A. 红色毛癣菌　　B. 黄曲霉菌　　C. 许兰毛癣菌　　D. 新型隐球菌

E. 申克孢子丝菌

6. 黄曲霉毒素与哪种肿瘤关系最密切

A. 原发性肺癌　　B. 食管癌　　C. 原发性肝癌　　D. 肉瘤

E. 胶质神经瘤

7. 真菌感染的预防措施不包括

A. 注意清洁卫生　　B. 提高机体免疫力　　C. 合理使用抗生素

D. 接种真菌疫苗　　E. 使用酮康唑等抗真菌药

（蓝柳婷　熊群英）

第五章
病毒概述

学习目标

1. 掌握　病毒的概念。
2. 熟悉　理化因素对病毒的影响、病毒的增殖方式、传播方式和病毒性疾病的防治原则。
3. 了解　病毒的大小、形态和结构。

病毒是一种非细胞型微生物，它具有个体微小、结构简单、只含有一种核酸（DNA 或 RNA）、必须在活细胞内寄生、以复制方式增殖的特点。

病毒在自然界中分布广泛，病毒性疾病传播迅速，流行广泛。据报道，在微生物引起的人类传染病中，约有 80% 是由病毒引起的。此外，一些非传染病如心肌炎、肿瘤及自身免疫性疾病的发生也跟病毒感染密切相关。目前尚缺乏特效药物治疗病毒性疾病。

除病毒外，目前还发现了比病毒更小更简单的传染性因子，称为亚病毒，包括类病毒和朊粒。

第一节　病毒的基本性状

一、病毒的大小与形态

病毒个体微小，以纳米（nm）作为测量单位。各种病毒大小相差悬殊，大型病毒直径在 200~300nm 之间，这类病毒在光学显微镜下勉强可见，如痘病毒。多数病毒小于 150nm，必须用电子显微镜放大数千倍至数万倍后才能看到。

病毒的形态多种多样，大多数病毒呈球形，少数呈砖形、弹形、丝状、蝌蚪状，引起人类和动物疾病的病毒多为球形（图 5-1）。

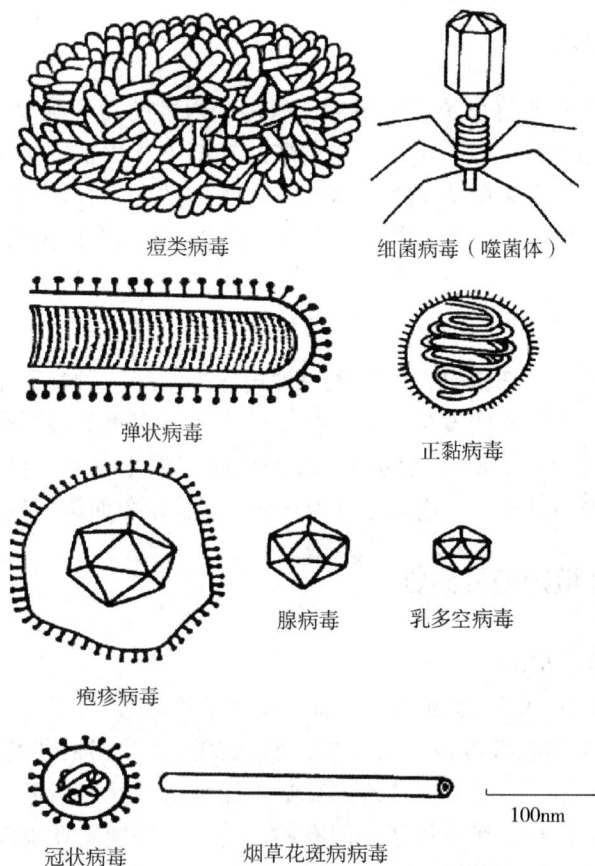

痘类病毒　　　　　　　　细菌病毒（噬菌体）

弹状病毒　　　　　　　　正黏病毒

疱疹病毒　　　　　腺病毒　　　乳多空病毒

100nm

冠状病毒　　　　烟草花斑病病毒

图 5 - 1　各种病毒的形态与结构

二、病毒的结构及化学组成

病毒属于非细胞型微生物，无完整的细胞结构。其基本结构由核心和衣壳组成，称为核衣壳。有些病毒在核衣壳外面还有一层包膜。有包膜的病毒称之为包膜病毒，而无包膜的病毒则称为裸病毒（图 5 - 2）。

1. 核心　为单一的核酸（DNA 或 RNA），是决定病毒的形态结构、增殖、致病性、遗传变异的物质基础。若核酸遭到破坏，病毒则失去活性。

2. 衣壳　包绕在核心外的蛋白质结构，作用：①保护核酸；②无包膜病毒由衣壳先特异性吸附在细胞表面，构成病毒感染的第一步；③具有免疫原性。

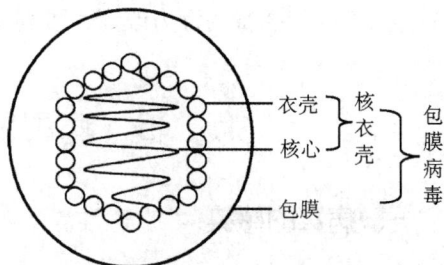

衣壳
核心
包膜

核衣壳

包膜病毒

图 5 - 2　病毒结构模式图

3. 包膜　有些病毒在衣壳外面，还包有一层脂质双层膜，其主要功能：①维护病毒的完整性；②与病毒入侵细胞及感染有关；③具有病毒抗原的特异性。

三、病毒的增殖

由于缺乏独立代谢的酶系统和细胞器，病毒必须借助活细胞提供酶类、原料、能量及场所。进入易感宿主细胞的病毒，在核酸的控制下利用宿主细胞提供的物质合成子代核酸及蛋白质，然后装配成成熟的病毒，以不同的方式释放到宿主细胞外，这种增殖方式称为复制。其过程分为：吸附、穿入、脱壳、生物合成及组装、释放等步骤。

四、病毒的干扰现象

当两种病毒感染同一细胞时，可发生一种病毒抑制另一种病毒增殖的现象，称为病毒的干扰现象。干扰现象的发生，与干扰素的产生、病毒的吸附受到干扰或改变了宿主细胞的代谢途径有关。病毒之间的干扰现象能够阻止发病，也可以使感染终止。但在使用疫苗进行预防接种时，应避免因为病毒的干扰现象而影响疫苗的免疫效果。

五、病毒的抵抗力与变异性

（一）病毒的抵抗力

病毒受理化因素作用后失去感染性，称为病毒的灭活。

1. 物理因素　大多数病毒耐冷不耐热，加热 60℃ 30 分钟，除肝炎病毒外，多数病毒可被灭活。而低温（−70℃）或冷冻真空干燥可用于保存病毒。X 射线、γ 射线、紫外线均能通过不同机制使病毒灭活，但有些病毒，如脊髓灰质炎病毒经紫外线灭活后，再用可见光照射可使病毒复活，故不宜用紫外线来制作灭活疫苗。

2. 化学因素　病毒对乙醇、碘、过氧乙酸、次氯酸钠、高锰酸钾、漂白粉等消毒剂敏感，可以用其灭活病毒。有包膜的病毒对脂溶剂如乙醚、三氯甲烷等敏感。所有的病毒对抗生素和磺胺类药物不敏感。

（二）病毒的变异性

病毒在自然或人工状态下发生多方面的变异，如耐药性变异、毒力变异、形态变异、免疫原性变异等。病毒的耐药性变异，可增加临床对病毒性疾病的治疗难度；病毒的毒力变异使病毒的毒力改变，可利用此变异特点来制备疫苗。

第二节　病毒的感染与抗病毒免疫

一、病毒的感染

病毒的感染是指病毒侵入宿主机体并在易感细胞内进行复制增殖，与机体相互作用而引起不同程度的病理过程。

（一）病毒的感染途径

1. 水平感染　指病毒在不同个体之间传播，包括从人到人或动物到人之间的感染。

包括经呼吸道、消化道、血液、性接触及动物媒介等途径的感染。

2. 垂直感染 病毒经胎盘或产道等直接由亲代传播给子代的感染方式，又称母婴传播。

（二）病毒的致病机制

1. 直接损伤宿主细胞 病毒在宿主细胞内大量增殖时，对细胞损害的方式主要有：①溶解细胞效应，细胞最终溶解或死亡；②细胞膜成分的改变；③细胞转化，可导致细胞的癌变，与肿瘤发生有关；④细胞凋亡，病毒可诱发细胞凋亡；⑤包涵体形成。

2. 引起宿主免疫病理损伤 病毒感染后可诱导机体产生体液免疫和细胞免疫，在保护机体的同时，也可刺激机体的免疫系统发生病理性的免疫应答，最终导致细胞组织损伤。

（三）病毒感染的类型

1. 隐性感染 病毒侵入机体后不引起临床症状，称隐性感染或亚临床感染。发生隐性感染与侵入机体的病毒数量较少、毒力较弱、机体抵抗力较强有关。虽然隐性感染者不表现除明显的临床症状，但病毒可在体内增殖并向外界散播，成为重要的传染源。

2. 显性感染 病毒侵入机体后引起明显的临床症状，称显性感染或临床感染。显性感染可以发生在局部，也可以发生在全身。按照发病的特点可分为急性感染和持续性感染。

（1）急性感染 其特点是潜伏期短，发病急，病程为数日至数周，病愈后体内不再有病毒存在，因此又称为病原体消灭型感染，如流行性感冒病毒的感染。

（2）持续性感染 病毒可在体内的存活时间长，可达数月、数年至终生。这种感染可引起慢性进行性疾病，也可引发肿瘤。按病程可分为以下几种：①慢性感染，病毒感染机体后长期存在体内，机体有临床症状，病程持续时间长，反复发作，如慢性乙型肝炎；②潜伏感染，病毒在原发感染后，长期潜伏于某些特定的组织器官内不复制，不出现临床症状，在特定条件下，潜伏的病毒被激活重新增殖并引起临床症状，如水痘－带状疱疹病毒引起的带状疱疹，单纯疱疹病毒1型引起的唇疱疹；③慢发病毒感染，其特点是潜伏期较长，可达数月至数十年时间，一旦发病出现症状多为亚急性进行性加重，最终导致死亡。如HIV引起的获得性免疫缺陷综合征，从感染到发病一般经历数月至数十年的时间。

知识链接

人类的杀手——病毒

大约2000年前，天花病毒在罗马肆虐了15年，夺走了数百万的生命；1918～1919年的西班牙型流感病毒造成5000万人死亡；1957年被称为"亚洲流感"的甲型 H_2N_2 流感病毒也曾波及世界多个地区；1981年，登革病毒使古巴30多万人患病；1983年，人类免疫缺陷病毒（HIV）被成功分离后，直到目前已经席卷全球，成为人类的杀手……

二、抗病毒免疫

（一）固有免疫

1. 机体的屏障结构、单核吞噬细胞、自然杀伤细胞、补体系统均发挥抗病毒的作用

2. 干扰素的作用

（1）干扰素的概念　干扰素（IFN）是在病毒或其他干扰素诱生剂作用下，由宿主细胞所产生的一种具有高度生物活性的多功能糖蛋白。

（2）干扰素的种类　根据产生干扰素的细胞不同，可分为：①由白细胞产生的 α - 干扰素；②由成纤维细胞产生的 β - 干扰素；③由 T 细胞产生的 γ - 干扰素。α - 干扰素和 β - 干扰素抗病毒作用强于免疫调节作用，而 γ - 干扰素则主要起免疫调节作用。

（3）干扰素的作用特点　干扰素具有广谱抗病毒、抗肿瘤及免疫调节作用。作用特点有：①广谱性，抗病毒的作用无特异性，对大多数病毒均有一定抑制作用；②间接性，干扰素不能直接灭活病毒，而是通过诱导受染细胞产生抗病毒蛋白来抑制病毒增殖；③种属特异性，动物产生的干扰素只能作用于同类动物，人用干扰素只能来源于人血制品，因而价格比较昂贵；④早期性，干扰素的产生早于抗体，因此可起到早期中断病毒感染，限制病毒扩散的作用。

（二）适应性免疫

1. 体液免疫的抗病毒作用　机体感染病毒或接种疫苗后所产生的特异性 IgG、IgM、IgA 抗体，发挥如下作用。

（1）中和病毒作用　特异性抗体能与细胞外游离的病毒结合，抑制病毒的吸附，从而阻止病毒与细胞结合，或使病毒聚集成团而失去感染性。

（2）调理作用　特异性抗体与病毒结合后，增强吞噬细胞对病毒的吞噬，或激活补体导致病毒细胞溶解。

2. 细胞免疫的抗病毒作用　抗体一般只能清除细胞外游离的病毒，而对侵入细胞内的病毒，主要依赖细胞免疫发挥抗病毒作用。

（1）Th 细胞　释放多种淋巴因子，激活巨噬细胞和 NK 细胞并促进 Tc 细胞增殖和分化。

（2）Tc 细胞　直接杀伤被病毒感染的细胞，是终止病毒感染的主要机制。

第三节　病毒感染的检查与防治原则

一、病毒感染的检查

（一）标本采集

标本正确采集和运送时病毒感染检查成功的关键。根据感染部位采集不同标本，如呼吸道感染取鼻咽分泌物，经血传播的病毒性疾病采血检查等。标本应立即送检，或将其置于含抗生素的50%甘油盐水缓冲液中并存放于带有冰块的保温装置内送检。

（二）检查方法

1. 形态学检查法　利用光学显微镜检查包涵体，利用电子显微镜观测病毒颗粒。

2. 病毒分离培养　组织培养法、鸡胚培养法、动物接种等方法。

3. 免疫学检查　检查病毒抗原抗体或基因物质，常用的有 ELISA（酶联免疫吸附试验）、PCR（聚合酶链反应）技术等。

二、病毒性疾病的防治原则

（一）特异性预防

1. 人工主动免疫　接种病毒的疫苗使机体产生特异性抗体，是预防病毒感染的有效措施。目前常用的有活疫苗（脊髓灰质炎、麻疹疫苗）、死疫苗（乙脑、狂犬病疫苗）及基因工程疫苗（乙肝疫苗）等。

2. 人工被动免疫　可用于病毒性疾病的紧急预防，常用制剂有：丙种球蛋白、转移因子等。

（二）药物和生物制剂治疗

由于病毒是一种严格的细胞内寄生的病原体。抗病毒药物必须能特异性地针对病毒，而不影响宿主细胞的正常功能。目前，抗病毒药物主要包括化学药物、生物制剂、基因制剂及中草药。

1. 抗病毒的化学药物　抗病毒的化学药物需要具备两方面特点：①能穿入细胞并选择性抑制病毒的增殖；②不能损害宿主细胞。目前，常用的抗病毒化学药物主要有利巴韦林（即病毒唑）、阿昔洛韦、泛昔洛韦、更昔洛韦、碘苷（即疱疹净）、齐多夫定（AZT）、拉夫米定、盐酸金刚烷胺等。

2. 干扰素及干扰素诱生剂　由于干扰素具有广谱抗病毒作用，引起的不良反应较小，对某些病毒性疾病的防治有较好的效果；干扰素诱生剂如聚肌胞，对乙型肝炎等病毒性疾病有一定的疗效。

3. 抗病毒的基因制剂　常用的有反义寡核苷酸，作用原理主要为阻断病毒基因的转录与翻译，是一种治疗病毒感染的新型疗法，具有特异、高效等优势。

4. 抗病毒的中草药　常用的有板蓝根、金银花、银翘、大青叶、贯众、黄芪、连翘等，按照中医辨证施治，对病毒感染有较好的疗效。

目标检测

一、填空题

1. 病毒体的基本结构包括_____，_____，必须在_____内生存。

2. 病毒大小测量的基本单位是_____。

3. 两种病毒同时感染同一种细胞时，可发生一种病毒抑制另一种病毒增殖的现象，称为_____。

二、单项选择题

1. 病毒的增殖方式是

    A. 二分裂   B. 复制   C. 多分裂   D. 分枝   E. 减数分裂

2. 对病毒抵抗力叙述错误的是

    A. 大多数病毒 60℃ 30 分钟可被灭活   B. 大多数病毒在 −70℃ 下可存活

    C. 所有病毒对脂溶剂都敏感   D. 甲醛能使病毒灭活，但保留免疫原性

    E. 紫外线能灭活病毒

3. 下列哪一项不是病毒的基本特征

    A. 体积微小，无细胞结构   B. 只能在活细胞中增殖

    C. 含有 DNA 和 RNA   D. 对干扰素敏感   E. 耐冷不耐热

4. 预防病毒性传染病最好采用

    A. 人工自动免疫   B. 人工被动免疫   C. 化学药物   D. 干扰素

    E. C + D

5. 对抗生素不敏感的是

    A. 细菌   B. 衣原体   C. 支原体   D. 病毒   E. 支原体

（吴诗媛）

第六章
其他微生物

在自然界中的原核细胞型微生物,除细菌、放线菌外,还包括支原体、衣原体、螺旋体、立克次体(即"四体")。这些微生物各自有其独特的形态、培养特性、致病性等。

第一节 支 原 体

支原体是一类无细胞壁、高度多形性、可通过滤菌器并能在无生命培养基中生长繁殖的最小的原核细胞型微生物。

一、主要生物学性状

支原体体积微小,介于细菌和病毒之间,无细胞壁,形态多样,多呈球形和丝形,可通过滤菌器,是污染细胞培养的一个重要因素。细胞膜含有胆固醇为其特点之一。营养要求高,生长缓慢,菌落小,呈"油煎蛋"状(图6-1)。对热、干燥的抵抗力弱,容易被脂溶剂及苯酚、甲醛灭活。对两性霉素 B、红霉素等敏感,对青霉素不敏感。

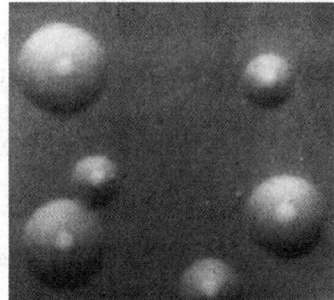

图6-1 支原体"油煎蛋"菌落图

二、致病性与免疫性

支原体在自然界中广泛存在,少数可致病。本章主要介绍溶脲脲原体。

溶脲脲原体因生长需要尿素而得名。主要通过性接触传播，初期患者大多无明显症状，后期可引起生殖系统炎症，包括非淋菌性尿道炎、阴道炎、盆腔炎、宫颈炎、输卵管炎、慢性前列腺炎等；也可通过胎盘感染胎儿引起流产、早产等；还与男性不育症有关。溶脲脲原体不侵入机体组织与血液，而是在泌尿生殖道上皮细胞黏附并定居后，通过不同机制引起细胞损伤。巨噬细胞、IgG及IgM对溶脲脲原体均有一定的杀伤作用。预防主要是防止不洁性交，治疗可选用阿奇霉素、罗红霉素、多西霉素等。

第二节 衣 原 体

衣原体是一类严格细胞内寄生、有独特发育周期、能通过细菌滤器的原核细胞型微生物。

一、主要生物学性状

衣原体有独特发育周期（图6-2）。光镜下可观察到两种形态，即原体和始体。原体小而致密，有高度感染性，无繁殖能力。始体大而疏松，有繁殖能力，无感染性。衣原体因缺乏代谢所需的能量来源，故必须在宿主细胞内借助其能量来源进行增殖，不能在人工培养基上生长，常用鸡胚卵黄囊接种培养。抵抗力较弱，对热敏感，容易被乙醇、苯酚灭活。对红霉素、四环素、利福平等抗生素均敏感。

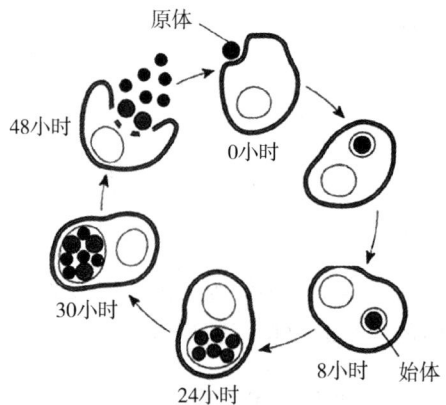

图6-2 衣原体的发育周期

二、致病性与免疫性

衣原体感染很普遍，其发病率有上升趋势。不同衣原体所致疾病不同，本章主要介绍沙眼衣原体。沙眼衣原体的主要致病物质是外膜蛋白、内毒素样物质和细胞因子。引起的疾病有以下4种。

1. 沙眼 经眼-眼或眼-手-眼传播。发病缓慢，主要表现为结膜充血、滤泡增生、角膜血管翳、结膜瘢痕、眼睑内翻、倒睫等以致影响视力，最后导致失明。据统计沙眼居致盲病因的首位。

2. 包涵体结膜炎 新生儿经产道感染，引起急性化脓性结膜炎，不形成血管翳和瘢痕，能自愈。成人可因性接触、手-眼途径或污染的游泳池水而感染，引起滤泡性结膜炎，一般经数周或数月痊愈，无后遗症。

3. 泌尿生殖道感染 经性接触传播，可引起非淋菌性尿道炎、附睾炎、宫颈炎、输卵管炎及不育症等。

4. 性病淋巴肉芽肿 主要侵犯淋巴组织，通过性接触传播，常引起男性腹股沟化脓性淋巴结炎和慢性淋巴肉芽肿，可形成瘘管；女性多累及会阴、肛门、直肠及盆腔淋巴结，也可形成肠－皮肤瘘管及会阴－肛门－直肠狭窄与梗阻。

病后可获得特异性免疫，但免疫力不强。预防上注意个人卫生，避免直接或间接接触传染，是预防沙眼的重要措施。治疗可用红霉素、诺氟沙星等。

知识链接

非淋菌性尿道炎

非淋菌性尿道炎，是一种较为常见的性病，革兰染色镜检或培养均查不到淋球菌。本病在欧美国家已超过淋病跃居性传播疾病首位。目前已证实，至少有两种病原微生物参与本病的发生，即沙眼衣原体和溶脲脲原体。

第三节 螺 旋 体

螺旋体是一类细长、柔软、弯曲呈螺旋状、运动活泼但无鞭毛的原核细胞型微生物。对人有致病性的主要有 3 个属：①钩端螺旋体属，如钩端螺旋体；②疏螺旋体属，如回归热螺旋体；③密螺旋体属，如梅毒螺旋体。本章主要介绍梅毒螺旋体。

一、主要生物学性状

螺旋体均弯曲呈螺旋状。钩端螺旋体属螺旋非常细密而规则，一端或两端弯曲呈钩状；疏螺旋体属螺旋稀疏、不规则呈波状；密螺旋体属螺旋细密而规则，两端尖（图 6-3）。梅毒螺旋体运动活泼，不易人工培养，抵抗力较弱，对干燥、冷、热、常用消毒剂均很敏感，对青霉素、四环素敏感。

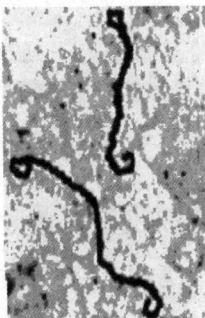 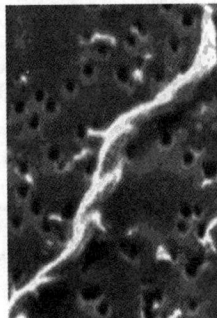 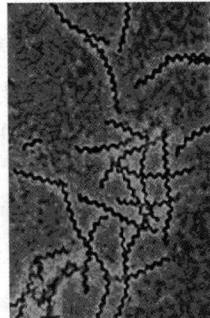

A. 钩端螺旋体　　　　B. 疏螺旋体　　　　C. 梅毒螺旋体

图 6-3 螺旋体形态

二、致病性与免疫性

梅毒螺旋体引起梅毒，人是唯一传染源。梅毒螺旋体具有很强的侵袭力，致病因素与表面的荚膜样物质、黏多糖、内毒素样物质等有关。通过经胎盘垂直传播引起先天性梅毒，引起流产、死胎或出生的病儿呈现马鞍鼻、锯齿形牙、先天性耳聋等症状，称为梅毒儿。性接触传播引起获得性梅毒。获得性梅毒临床上分三期。

1. Ⅰ期梅毒（硬下疳期）　主要在外生殖器出现无痛性硬结及溃疡，称硬下疳。其溃疡渗出物含有大量梅毒螺旋体，传染性极强。硬下疳常可自然愈合，经 2～3 个月无症状期后进入第Ⅱ期。

2. Ⅱ期梅毒（梅毒疹期）　主要表现全身淋巴结肿大，全身皮肤黏膜出现褐红色皮疹，密集不融合，称梅毒疹。在梅毒疹及淋巴结中有大量螺旋体，有传染性。经 2 年或更久的反复发作，进入第Ⅲ期。

一期、二期梅毒又称早期梅毒，此其传染性大而破坏性小。

3. Ⅲ期梅毒（梅毒疹期）　多发生于感染后 2 年，亦可长达 10～15 年。主要表现皮肤黏膜溃疡坏死及内脏器官慢性肉芽肿（梅毒瘤）。严重者侵犯中枢神经系统和心血管，导致动脉瘤、脊髓痨及全身麻痹等，危及生命。此期病灶中不易找到梅毒螺旋体，传染性小。

知识链接

梅 毒 案 例

患者，男，32 岁，自述经常出入于娱乐场所，有过多次嫖娼史，3 个月前外生殖器有无痛性溃疡，自愈。近一个月四肢躯干出现红色斑丘疹。检查：全身皮肤黏膜皮疹，掌跖见硬性脓疱，其边缘有鳞屑，颈、腋等处淋巴结肿大，外生殖器检查未见皮损。

思考：该患者可能患什么疾病？应该怎样预防？

分析：

根据患者的嫖娼史和临床表现，可以诊断该患者患的是梅毒。一期梅毒硬下疳出现后 2～3 个月进展可为Ⅱ期梅毒，以皮肤黏膜损害为主，掌跖处皮损诊断意义更大。预防的关键是大力加强性安全教育、严格社会管理。治疗首选青霉素，剂量和疗程都要足够。

我国常见的性病除了梅毒，还有淋病、生殖器疱疹、非淋菌性尿道炎、尖锐湿疣、软下疳、性病淋巴肉芽肿、艾滋病等。若不及时发现并彻底治疗不仅危害个人健康，也殃及家庭遗害后代，同时还危害社会。

梅毒的免疫是有菌免疫，以细胞免疫为主。预防的关键是大力加强性安全教育、严格社会管理。对患者要早期诊断、彻底治疗。首选青霉素剂量和疗程都要足够。

第四节 立 克 次 体

立克次体是一类严格活细胞内寄生的原核细胞型微生物。对人致病的立克次体多为人畜共患的病原体，以节肢动物为传播媒介。

一、主要生物学性状

立克次体形态多样，多为球杆状，常用 Giemsa 染色法染色呈紫色或蓝色，专性细胞内寄生，抵抗力较弱，在 56℃ 持续 30 分钟或 0.5% 苯酚溶液及 75% 乙醇溶液中数分钟即可杀灭。但耐干燥、寒冷，在干燥虱粪中能保持传染性半年左右。对氯霉素、四环素敏感。

二、致病性与免疫性

立克次体所引起的疾病统称为立克次体病（表6-1）。立克次体寄生于吸血节肢动物如虱、蚤、蜱、螨等体内，通过叮咬、随粪便排出并污染伤口而感染，或经呼吸道、消化道等途径侵入人体。立克次体的致病因素主要是内毒素和磷脂酶 A。

表6-1 常见的立克次体及其致病特点

病原体	传播方式	所致疾病	临床表现
普氏立克次体	人虱叮咬	流行性斑疹伤寒	高热、头痛、皮疹伴神经系统、心血管系统或其他实质性器官损害的症状
莫氏立克次体	鼠蚤叮咬	地方性斑疹伤寒	与流行性斑疹伤寒相似，症状较轻，病程较短
恙虫病立克次体	恙螨幼虫叮咬	恙虫病	高热，叮咬部位有焦痂、皮疹，全身淋巴结肿大，心血管系统及肝、脾、肺、脑等损害症状

立克次体病后多可获得持久的免疫力，以细胞免疫为主。预防立克次体病的关键是灭虱、灭蚤、灭鼠、灭螨，注意个人卫生与防护。斑疹伤寒可接种精制鼠肺疫苗进行特异性预防，免疫力力维持 1 年左右。治疗用氯霉素、四环素等，但禁用磺胺类药物。

知识链接

恙 虫 病

恙虫病是一种自然疫源性疾病，主要流行于热带和亚热带，在我国分布广泛。广东属"夏季型"，6～8 月为流行高峰，每年均有散发病例。恙虫病立克次体由恙螨经卵传递，以叮咬吸食时传给鼠类，包括家鼠、田鼠及野鼠等。人被恙螨幼虫叮咬而感染，潜伏期约 6～21 天左右，平均 10～12 天，典型病例常以恶寒或寒战开始，突然发热、淋巴结肿大及皮疹，叮咬处先出现红色丘疹，成水泡后破裂，中央溃疡形成黑色焦痂，为恙虫病特征之一。

目 标 检 测

一、填空题

1. 沙眼衣原体所致的疾病有_____、_____、_____和性病淋巴肉芽肿。

2. 梅毒螺旋体是_____的病原体，通过_____或_____方式传播。

3. 能在无生命培养基中生长繁殖的最小的原核细胞型微生物是_____。

二、单项选择题

1. 引起非淋病性尿道炎常见的病原体是

    A. 溶脲脲原体   B. 梅毒螺旋体   C. 普氏立克次体   D. 莫氏立克次体

    E. 淋球菌

2. 沙眼由哪种微生物引起

    A. 支原体   B. 衣原体   C. 螺旋体   D. 立克次体   E. 病毒

3. 梅毒的传染源是

    A. 蚊   B. 鼠   C. 人   D. 虱   E. 恙虫

4. 关于梅毒螺旋体的描述下列哪项是错误的

    A. 属密螺旋体属   B. I 期梅毒主要表现硬下疳   C. II 期梅毒主要表现梅毒瘤   D. 对干燥、冷、热、常用消毒剂均很敏感   E. 首选青霉素

5. 流行性斑疹伤寒的病原体是

    A. 普氏立克次体   B. 莫氏立克次体   C. 恙虫病立克次体   D. 支原体

    E. 衣原体

（林洁丹）

第七章
微生物的分布与消毒灭菌

学习目标

1. 掌握 正常菌群、条件致病菌、消毒、灭菌、无菌与无菌操作的概念。
2. 熟悉 微生物的分布、条件致病菌的特定致病条件、常用的物理消毒灭菌法。
3. 了解 常用化学消毒剂的应用和影响因素。

第一节 微生物在自然界的分布

一、土壤中的微生物

土壤中含有各种有机物、无机物和一定量的水分，是微生物生长繁殖的良好环境。因此，土壤中微生物种类繁多，数量庞大，以细菌为主，此外还有放线菌、真菌、螺旋体、病毒等。1克肥沃的土壤可含数亿个细菌。土壤中的细菌大多数对人类有益，致病菌仅占极少数。致病菌主要来源于人畜的排泄物和死于传染病的人、畜尸体，有些致病菌还能形成芽孢，在土壤中存活数年，可通过伤口感染人体。植物药材，尤其是根类，由于带有土壤中的各种微生物，采集后要及时妥善处理，以免微生物的繁殖、发酵而引起霉败变质，影响药材的质量和药用价值。

知识链接

土壤中的一种常见细菌能激活抗癌药物

美国科学家发现，土壤中非常常见的梭状芽孢杆菌可激活抗癌药物，只允许药物杀死其邻近范围内的肿瘤细胞，而让健康细胞毫发无损。因此，这种细菌有望成为新的抗癌卫士。

二、水中的微生物

水也是微生物生存的天然环境。水中微生物的种类与数量因水源不同而异。水中的病原微生物主要来自于土壤、垃圾以及人畜的排泄物等。如痢疾志贺菌、伤寒沙门菌、霍乱弧菌、甲型肝炎病毒、钩端螺旋体等，常常引起消化道传染病的流行。在制药的各个环节都要用到水，因此加强粪便管理、避免水源污染在保证药物质量、控制和消灭消化道传染病方面具有重要意义。

三、空气中的微生物

由于缺乏营养物质，加上阳光照射及干燥作用，空气中微生物的种类和数量较少。空气中的微生物主要来自人畜呼吸道的飞沫及尘埃。空气中常见的病原菌有金黄色葡萄球菌、结核分枝杆菌、乙型溶血性链球菌、脑膜炎奈瑟菌、肺炎链球菌等，可引起呼吸道传染病及伤口感染。另外，空气中的微生物也容易造成培养基、生物制品、药剂的污染而导致其报废。因此，手术室、病房、制剂室、细菌接种室等都要定期进行空气消毒，以防止感染或污染。

第二节　微生物在正常人体的分布

一、微生物在正常人体的分布概况

正常人体的体表以及与外界相通的腔道，如口腔、鼻咽腔、肠道、呼吸道、泌尿生殖道等，存在着不同种类和数量的微生物，这些微生物通常对人体无害，称为正常微生物群，常称正常菌群。寄居地正常人体各部位的正常菌群见表7－1。

表7－1　人体常见的正常菌群

部位	主要菌群
皮肤	葡萄球菌、类白喉杆菌、抗酸杆菌、丙酸杆菌、铜绿假单胞菌、大肠埃希菌、真菌
口腔	葡萄球菌、链球菌、肺炎球菌、奈瑟球菌、乳酸杆菌、类白喉杆菌、类杆菌、白假丝酵母菌、放线菌、螺旋体
鼻咽腔	葡萄球菌、链球菌、肺炎球菌、奈瑟球菌、类白喉杆菌、支原体、腺病毒、真菌
外耳道	葡萄球菌、类白喉杆菌、铜绿假单胞菌、抗酸杆菌
眼结膜	葡萄球菌、干燥棒状杆菌
肠道	大肠埃希菌、双歧杆菌、变形杆菌、铜绿假单胞菌、葡萄球菌、肠球菌、类杆菌、产气荚膜梭菌、破伤风梭菌、乳酸杆菌、真菌、病毒
前尿道	大肠埃希菌、葡萄球菌、乳酸杆菌、耻垢杆菌、白假丝酵母菌、类白喉杆菌
阴道	乳酸杆菌、大肠埃希菌、类白喉杆菌、白假丝酵母菌、葡萄球菌、支原体

人体内与外界不相通的部位，如皮下组织、肌肉、骨骼、脏器、体腔、血液及脑脊液等部位无微生物存在。在临床上，一些侵入性医疗操作如注射、穿刺、手术等，必须严格执行无菌操作，以防医源性感染。

二、正常菌群的生理意义

1. 拮抗作用　正常菌群通过营养竞争、代谢产物等方式可抵抗病原菌入侵机体，防止病原菌感染。

2. 营养作用　正常菌群参与机体的物质代谢、营养转化和合成。如肠道中大肠埃希菌能合成维生素 B、维生素 C、维生素 K 等供机体利用。

3. 免疫作用　正常菌群可持续刺激机体产生免疫应答，促进机体免疫器官的发育，提高机体的免疫力。

此外，正常菌群还有抗衰老、抗肿瘤的作用，如双歧杆菌能促进婴幼儿生长发育，还能有效地防止细胞衰老及癌变。

知识链接

双 歧 杆 菌

双歧杆菌具有以下作用：①维护肠道正常细菌菌群平衡，抑制病原菌的生长，预防腹泻，减少便秘，发挥双向调节；②抗肿瘤；③在肠道内合成维生素、氨基酸，并提高机体对钙离子的吸收；④降低血液中胆固醇水平，防治高血压；⑤改善乳制品的耐乳糖性，提高消化率；⑥增强人体免疫功能，预防抗生素的不良反应，抗衰老，延年益寿。

双歧杆菌分布在胃肠的数量随年龄阶段的增长而减少，婴儿双歧杆菌占总肠道菌的 60%，60 岁以上老人只占 7.9%。

三、条件致病菌

正常情况下，正常菌群不会致病，但在特殊情况下，正常菌群与机体之间的生态平衡被破坏，正常菌群也能致病。此时，正常菌群就变成条件致病菌或称机会致病菌。正常菌群致病的条件主要包括：①寄居部位改变，如大肠埃希菌从肠道进入腹腔或尿道，可分别引起腹膜炎和尿道炎；②免疫功能低下，如使用大剂量皮质激素或抗肿瘤药物、放射治疗、大面积烧伤、长期消耗性疾病、过度疲劳等均可导致机体免疫力低下；③滥用抗生素，如长期大量应用广谱抗生素，造成正常菌群中的敏感菌被抑制或杀灭，耐药性细菌趁机大量繁殖，由此产生一系列的临床症状，称为菌群失调症或二重感染，如假膜性肠炎、鹅口疮等。

第三节　消毒与灭菌

微生物极易受外界各种因素的影响。当环境条件适宜时，微生物繁殖极为迅速；环境条件变化过剧，微生物的代谢会发生障碍，结构受损，生长繁殖就受到抑制甚至死亡。因此，通过消毒、灭菌、防腐的方法改变微生物的生存环境，可达到抑制或杀灭各种有害微生物的目的。常用的消毒灭菌方法包括物理消毒灭菌法、化学消毒灭菌法。

1. 消毒　是指杀灭物体上的病原微生物的方法。消毒使之达到无害化的程度，但不能杀死细菌的芽孢。用于消毒的化学试剂称为消毒剂。

2. 灭菌　是指杀灭物体上所有微生物（包括病原微生物和非病原微生物、细菌的繁殖体和芽孢）的方法。灭菌后的物品达到无菌状态，适用于必须无任何微生物存在的物品，如注射液、外科手术器械、培养基等。

3. 防腐　是指防止或抑制微生物生长繁殖的方法。一般用于保存药品、食品。同一种化学试剂在高浓度时为消毒剂，低浓度时常为防腐剂。

4. 无菌　是指不存在活的微生物的状态。往往是灭菌处理的结果。

5. 无菌操作　是指防止微生物进入人体或其他物品的操作方法。

一、物理消毒灭菌法

具有消毒与灭菌作用的物理因素有很多，在此仅介绍常用的热力、微波、紫外线、电离辐射与过滤除菌等消毒灭菌法。

（一）热力消毒灭菌法

热力消毒灭菌法是利用高温杀死微生物的方法，主要包括干热灭菌法与湿热灭菌法两大类（表7-2）。使用干热灭菌法时，细菌的繁殖体在80~100℃经1小时即可杀死，芽孢则需160℃经2小时才能杀灭。湿热灭菌法是在流通蒸汽或水中进行的。在相同温度下，后者效力较前者大，这是因为：①湿热中菌体蛋白较易凝固；②湿热的穿透力比干热大；③湿热的蒸汽有潜热存在。

表7-2　热力消毒灭菌法

	类别	方法	用途	备注
干热	焚烧	燃烧	废弃的污物、有传染性的尸体	
	烧灼	直接用火焰灭菌	接种环、试管口	
	干烤法	烤箱中热空气，160℃ 2小时或170℃ 1小时	耐高温物品如玻璃器皿、瓷器等	也可用红外线、强光照射等
湿热	煮沸法	煮沸100℃ 5min可杀死细菌的繁殖体	一般外科器械、注射器和食具等的消毒	若水中加入2%碳酸氢钠，可提高沸点至105℃，并可防止金属器械生锈
	巴氏消毒法	61.1~62.8℃，加热30min或71.7℃加热15~30s	牛奶、酒类	可杀死病原菌或特定微生物而不破坏营养物质
	高压蒸汽灭菌法	高压蒸汽灭菌器，103.4kPa，温度121.3℃，维持15~20min	适用于耐高温和不怕潮湿的物品，如培养基、生理盐水、手术器械、注射器、手术衣、敷料	是灭菌效果最好、目前应用最广泛的灭菌方法
	流通蒸汽消毒法	用蒸笼或蒸锅，80~100℃加热15~30min	一般外科器械、注射器和食具等的消毒	不能破坏芽孢
	间歇蒸汽灭菌法	流通蒸汽灭菌15~30min，移入37℃温箱过夜，如此连续三次	不耐高温的物品，如含糖、牛奶、血清、蛋黄的培养基	可达灭菌效果

（二）辐射杀菌法

1. 紫外线　波长为 200 ~ 300nm 的紫外线具有杀菌作用，其中 265 ~ 266nm 波长的紫外线杀菌力最强，原因是此波长范围内的紫外线被细菌 DNA 吸收最多。其杀菌机制是破坏细菌 DNA 构型，导致细菌死亡或变异。紫外线穿透弱，普通玻璃、纸张、尘埃、水蒸气等均能阻挡紫外线穿过，故紫外线只适用于手术室、传染病房、无菌室的空气和物体表面的消毒。紫外线对眼睛与皮肤有刺激作用，使用时注意防护。

知识链接

杀菌波长的紫外线对人体皮肤、眼睛均有损伤作用，使用时要注意防护，更不要直接在紫外线灯照射下进行工作。

日光中因含有紫外线，因而也具有一定的杀菌作用。如将衣服、被褥放在日光下暴晒 2 小时以上，可杀死其中大部分细菌。

想一想，紫外灯的开关装在哪些较为合适？

[分析] 由于紫外线对眼睛、皮肤有损伤作用，人进入室内前先关灯，人离开后才能开灯，因此，其开关应安装在门边，以方便操作。

2. 微波　是一种波长为 1 ~ 1000mm 的电磁波，可穿透玻璃、塑料薄膜与陶瓷等但不能穿透金属表面。多用于耐热非金属器械、食品、餐具、药杯、某些针剂药品与中药丸剂等物品消毒。

3. 电离辐射　包括高速电子、γ 射线和 X 射线等，可对细菌产生致死效应。常用于不耐热的一次性医疗用品如塑料注射器、吸管、导管等的灭菌，消毒食品时不会破坏其营养成分。

（三）滤过除菌

滤过除菌是用机械方法除去液体或空气中细菌的方法。利用具有微细小孔的滤菌器过滤和吸附的作用，使带菌液体或空气通过滤菌器后成为无菌液体或空气。该法常用于不耐的血清、抗毒素、抗生素及药液等的除菌。

二、化学消毒灭菌法

利用化学药物杀灭或抑制微生物生长繁殖的方法称为化学消毒法。所用的化学药物称为化学消毒剂。消毒剂对人体组织细胞有害，所以只能外用或用于环境消毒。

适用范围：不宜使用高温消毒、耐湿的物品。

（一）消毒剂的作用机制

1. 使菌体蛋白质变性或凝固　如重金属盐类、氧化物剂、醇类、酚类、醛类、酸碱等消毒剂。

2. 干扰细菌的酶系统和代谢　如重金属盐类消毒剂、某些氧化剂。

3. 损伤细菌细胞膜或细胞壁 如酚类消毒剂、表面活性剂、脂溶剂等能导致细菌细胞膜通透性增加，细胞外液内渗致细菌破裂。

（二）消毒剂的种类与使用方法

根据消毒剂杀灭微生物作用的强弱分类，可分为高、中、低效三类。

1. 高效消毒剂 可杀灭所有微生物包括芽孢，如甲醛、戊二醛、环氧乙烷、过氧乙酸、高浓度碘酒及含氯消毒剂等。

2. 中效消毒剂 能杀灭细菌芽孢以外的一切微生物，如乙醇、含氯消毒剂、碘伏、来苏儿。

3. 低效消毒剂 能杀灭细菌繁殖体、包膜病毒和部分真菌，但不能杀灭细菌芽孢、结核分枝杆菌和无包膜病毒的消毒剂，如酚类（低浓度）、新洁尔灭、洗必泰等。

消毒剂的使用方法：

1. 浸泡、擦拭、喷洒或气溶胶喷雾 多数消毒剂都可采用此种方式。

2. 熏蒸 主要是杂环类气体消毒剂、甲醛、过氧乙酸以及含氯消毒剂。

3. 直接用药物粉剂处理 主要是含氯消毒剂。

（三）常用消毒剂的应用

常用消毒剂的种类和用途见表 7-3。

1. 患者排泄物与分泌物 粪、尿、脓、痰等，一般用等量的 20% 漂白粉、5% 苯酚或 2% 来苏儿，搅拌均匀，作用 2 小时后倾去。

2. 皮肤 2% 碘酊（又称碘酒）消毒后用药用酒精脱碘、0.5%～1% 碘伏、70%～75% 乙醇（又称药用酒精）、0.1%～0.5% 新洁尔灭、2% 红汞等。

3. 空气 常用福尔马林（甲醛溶液）加热法：12.5% 福尔马林，$25ml/m^3$ 熏蒸 12～24 小时；或福尔马林混合高锰酸钾法：福尔马林 40ml 加高锰酸钾 $30g/m^3$ 熏蒸 12～24 小时；肝炎病房可用过氧化酸 $3g/m^3$ 熏蒸 90 分钟，流感病房可用 5～$10ml/m^3$ 醋酸加等量水熏蒸。

4. 玻璃、搪瓷、橡胶及金属器械 常用 1∶200 稀释的"84"消毒液浸泡 30 分钟，也可根据情况选用 0.5% 碘伏或 0.2%～1% 过氧乙酸浸泡。

知识链接

碘伏与碘酊

知道吗？碘酊俗称碘酒，医学上一般称碘酊。碘伏与碘酊药效成分均为碘，所不同的是，碘酊是以乙醇为溶媒、碘伏是以水为溶媒，二者作用相同。碘伏对皮肤、黏膜、伤口没有刺激性，这是它比碘酊优秀的地方，现普遍用于肌内注射和静脉注射以及手术前的皮肤消毒。

表7－3　常用消毒剂的种类和用途

种　类	名　称	用　途
重金属盐类	0.05%～0.1%升汞	非金属器皿消毒，不能与碘酒同时使用
	2%红汞	皮肤黏膜小创伤消毒，不能与碘酒同时使用
	0.01%～0.1%硫柳汞	生物制品防腐，皮肤、手术部位消毒
	1%硝酸银	新生儿滴眼，预防淋球菌感染，有腐蚀性
氧化剂	0.1%高锰酸钾	皮肤尿道消毒，蔬菜水果消毒，需新鲜配制
	3%过氧化氢	口腔黏膜消毒，冲洗伤口，防止厌氧菌感染
	0.1%～0.5%过氧乙酸	塑料、玻璃、人造纤维、皮毛、食具消毒。原液有腐蚀性
	0.2～0.5ppm氯	饮水及游泳池消毒，对金属有腐蚀性
	10%～20%漂白粉	地面、厕所及排泄物消毒，饮水消毒
	1∶200 "84" 消毒液	玻璃、搪瓷、橡胶及金属等各种器械
	0.2%～0.5%氯胺	空气及物品表面消毒（喷雾），浸泡衣服。需新鲜配制
	2.5%碘液	皮肤消毒。不能与红汞同用，刺激性大，用乙醇脱碘
烷化剂	10%甲醛	浸泡物体表面消毒，空气消毒。挥发慢，刺激性强
	50mg/L环氧乙烷	消毒手术器械、敷料
	2%戊二醛	精密仪器、内镜消毒
醇类	70%～75%乙醇	皮肤、体温计消毒。易挥发，有刺激性，不宜用于黏膜及创伤
酚类	3%～5%苯酚、2%来苏儿	地面、家具、器皿的表面消毒及排泄物消毒。来苏儿也用于手和皮肤消毒。苯酚腐蚀性强，杀菌力弱，现少用
	0.02%～0.05%氯己定	术前洗手，腹腔、膀胱、阴道冲洗。不能与升汞同用
表面活性剂	0.05%～0.1%苯扎溴铵	手术前洗手、皮肤黏膜消毒，器械浸泡消毒。遇肥皂或其他合成洗涤剂时作用减弱
	0.05%～0.1%度米芬	皮肤伤口冲洗，金属器械、棉织品、塑料、橡皮制品消毒。遇肥皂或其他合成洗涤剂时作用减弱
染料	2%～4%龙胆紫	浅表创伤消毒，对葡萄球菌作用强
酸碱类	生石灰，1∶4至1∶8加水配成糊状	消毒排泄物及地面。新鲜配制，有强腐蚀性
	醋酸，5～10ml/m³	对倍稀释，加热蒸发消毒室内空气

（四）影响消毒灭菌效果的因素

1. 消毒剂的种类、浓度与作用时间　消毒剂的理化性质不同，对微生物的作用大小各有差异。同一消毒剂的浓度不同，其消毒效果也不同。大多数消毒剂浓度越大，作用时间越长，则杀菌效果也越好，但醇类例外。70%～75%乙醇或50%～80%异丙醇的消毒效果最好。由于高于此浓度的醇类可以使菌体表面蛋白质迅速凝固，影响消毒剂继续渗入菌体内而降低杀菌作用。

2. 细菌的种类与数量　不同种类的细菌对消毒剂的敏感性不同，不同状态的细菌对消毒剂的抵抗力也存在差异。细菌的芽孢比繁殖体抵抗力强；处于对数生长期的细菌对消毒剂敏感；微生物的数量越大，所需消毒时间就越长。

3. 环境中有机物的存在　环境中有机物如血液、痰、食物残渣、粪便等对细菌有保护作用，同时还能与消毒剂结合，减弱消毒剂的杀菌作用。因而，消毒皮肤和器械时宜先洗净再消毒。

此外，温度、湿度、酸碱度等的改变也会影响消毒剂的消毒效果。例如 2% 戊二醛杀灭每毫升含 1×10^4 炭疽杆菌的芽孢，20℃时需 15 分钟，40℃时需 2 分钟，56℃时仅需 1 分钟。

目标检测

一、填空题

1. 紫外线杀菌作用最强的波长是_____。由于紫外线的穿透力弱，故只适用于_____和_____的消毒。

2. 高压蒸汽灭菌法的条件是温度_____，压力_____，维持作用_____分钟。

二、单项选择题

1. 判断灭菌是否彻底的主要依据是

　　A. 杀死细菌的繁殖体　　B. 杀死细菌的芽孢　　C. 破坏菌体 DNA 结构

　　D. 菌体蛋白变性凝固　　E. 使菌体酶活性丧失

2. 临床上最常用、最有效的灭菌法是

　　A. 干烤灭菌法　　B. 紫外线照射　　C. 间歇蒸汽灭菌法　　D. 高压蒸汽灭菌法

　　E. 煮沸法

3. 消毒体温计常采用的方法是

　　A. 高压蒸汽灭菌法　　B. 煮沸法　　C. 70% ~75% 乙醇浸泡　　D. 巴氏消毒法

　　E. 紫外线照射

4. 患者排泄物消毒宜采用的方法是

　　A. 20% 漂白粉　　B. 0.1% 高锰酸钾　　C. 3% 过氧化氢　　D. 0.5% 碘伏

　　E. 70% ~75% 乙醇

5. 不宜用于皮肤黏膜消毒的消毒剂是

　　A. 0.1% 高锰酸钾　　B. 3% 过氧化氢　　C. 0.05% ~0.1% 新洁尔灭

　　D. 2% ~4% 龙胆紫　　E. 5% 过氧乙酸

6. 血清、抗毒素等宜用的除菌方法是

　　A. 巴氏消毒法　　B. 过滤除菌法　　C. 间歇灭菌法　　D. 流通蒸汽法

　　E. 高压蒸汽灭菌法

7. 自然界中微生物数量最多的环境是

　　A. 空气　　B. 土壤　　C. 自来水　　D. 地壳深层　　E. 蒸馏水

8. 用于消毒的乙醇最适宜的浓度

　　A. 100%　　B. 95%　　C. 75%　　D. 50%　　E. 25%

9. 在正常人体内，下列哪一部位是无菌的
   A. 体表皮肤　　B. 口腔　　C. 肠道　　D. 阴道　　E. 血液

10. 关于紫外线，下列说法错误的是
   A. 波长为 265～266nm 时杀菌作用最强　　B. 常用于室内空气的消毒
   C. 穿透力强　　D. 可干扰 DNA 合成　　E. 对皮肤和眼睛有刺激性

（熊群英）

第八章
微生物的遗传和变异

学 习 目 标

1. 熟悉 细菌变异的实例、遗传变异的物质基础。
2. 了解 细菌抗药性变异的机制、细菌的遗传变异在医学实践中的意义。

遗传和变异是生物最本质的属性之一。遗传就是指子代和亲代相似的现象；变异就是子代与亲代间的差异。遗传保证了种的存在和延续；而变异则推动了种的进化和发展。本章重点阐述细菌的变异现象、物质基础、机制及医学意义。

第一节 微生物的变异现象

一、形态与结构变异

细菌的形态与结构在不同的外界环境影响下可发生变异。例如，鼠疫耶尔森菌在含3%~6%氯化钠的培养基上生长，其形态可由球杆状变为球状、哑铃状、棒状等。肺炎链球菌在含血清的培养基上能形成荚膜，而在普通培养上生长则荚膜逐渐消失。

二、菌落变异

细菌的菌落通常可分为光滑型菌落（S型）和粗糙型菌落（R型），细菌经过反复人工培养后可由光滑型菌落变为粗糙型菌落，称为菌落变异。

三、毒力变异

微生物的毒力变异有毒力增强变异和毒力减弱变异两种。如无毒力的百喉棒状杆菌感染β-棒状杆菌噬菌体后导致其毒力增强。而有毒力的牛型结核分枝杆菌在含有马铃薯、甘油和胆汁的培养基中，经过13年230代传代培养后，得到毒力减弱的变异菌株，即卡介苗。

四、耐药性变异

耐药性变异是指细菌对某种抗生素由敏感变为耐药的变异。自从抗生素广泛应用以来，细菌对抗生素的耐药不断增长，给临床治疗感染性疾病带来极大的挑战。

第二节　遗传变异的物质基础

细菌的遗传物质为核酸。核酸主要存在于染色体或质粒中，其基因组携带着细菌的遗传信息，并可代代相传。

一、染色体

细菌染色体是单一的环状双螺旋 DNA 长链，染色体上的基因控制细菌绝大多数的遗传性状。

二、质粒

质粒是细菌染色体外的遗传物质，为闭合环状双链 DNA，通常游离于细胞质内。

质粒的基本特性：①质粒具有自我复制的能力。一个质粒是一个复制子，在菌体内有的质粒的复制与染色体的复制同步，称紧密型质粒；有的质粒的复制与染色体的复制无关，称松弛型质粒。②质粒 DNA 所编码的基因产物赋予细菌某些性状特征。如耐药性、致育性、致病性及某些生化特征等。③质粒可自行丢失与消除。质粒并非细菌生命中不可缺少的遗传物质，可自行丢失与消除，质粒所赋予细菌的性状亦随之消失，但细菌还存活。④质粒的转移。质粒可通过接合、转化或转导等方式在细菌之间转移，接受质粒转移的细菌因而获得同样的性状。⑤质粒可分为相容与不相容两种。几种质粒同时共存于一个细菌内称相容性，有些质粒则不能相容。

常见的质粒类型：①致育质粒，又称 F 质粒，编码细菌的性菌毛，带有 F 质粒的细菌为雄性菌，能长出性菌毛；无 F 质粒的细菌为雌性菌，无性菌毛。②耐药性质粒，能编码细菌对抗药物或重金属盐类的耐药性。耐药性质粒分两类，其中可通过细菌的接合进行传递的质粒称接合性耐药质粒或 R 质粒。③细菌素质粒，编码各种细菌产生细菌素，如 Col 质粒编码大肠埃希菌产生的大肠菌素。

第三节　细菌变异的机制

一、变异的一般机制

细菌的遗传变异主要有基因突变和基因的转移与重组两种方式。

（一）基因突变

基因突变是细菌的遗传基因发生突然而稳定的改变，导致细菌性状的遗传性变异，包括自然突变和诱发突变两种方式。自然突变是细菌在外界条件下自然发生结构变化所致的变异；诱发突变是用人工方法如施加高温、紫外线、X 射线、金属离子、抗生素等理化因素诱导细菌产生的突变。

（二）基因的转移与重组

基因转移是外源性的遗传物质由供体菌进入受体菌细胞内的过程。基因重组是转移的基因与受体菌 DNA 整合在一起，使受体菌获得供体菌的某些特性。基因的转移与重组可通过接合、转导、转化、溶原性转换、细胞融合等方式进行。

1. 接合　是细菌通过性菌毛相互连接沟通，将遗传物质（主要是质粒 DNA）从供体菌转移给受体菌。能通过结合方式转移的质粒称为接合性质粒，不能通过性菌毛在细菌间转移的质粒为非接合性质粒。

2. 转导　是以温和噬菌体为载体，将供体菌的一段 DNA 转移到受体菌内，受体菌因而获得新的性状。

3. 转化　是供体菌裂解游离的 DNA 片段被受体菌直接摄取，使受体菌获得新的性状。

4. 溶原性转换　当噬菌体感染细菌时，宿主菌染色体获得了噬菌体的 DNA 片段，使其成为溶原状态时，而使细菌获得新的性状。

5. 细胞融合　是两种不同的细菌经溶菌酶或青霉素等处理，失去细胞壁成为原生质后进行相互融合的过程。

二、细菌耐药性变异的机制

全球性的细菌抗生素耐药是近年来感染性疾病治疗所面临的一大难题，细菌可对某类抗生素产生耐药性，也可同时对多种化学结构各异的抗生素耐药。随着各种新型抗生素在临床的应用，细菌的耐药也越来越广。目前科学证明，细菌的耐药机制有如下。

1. 产生灭活酶和钝化酶　细菌产生灭活酶或钝化酶使抗生素作用于细菌之前即被酶破坏而失去抗菌作用。如 β - 内酰胺酶，裂解 β - 内酰胺类抗生素的 β - 内酰胺环而使该抗生素丧失抗菌作用。还有氨基糖苷类抗生素钝化酶，细菌在接触到氨基糖苷类抗生素后产生钝化酶使后者失去抗菌作用。

2. 改变抗生素的作用靶位　改变细胞内膜与抗生素结合部位的靶蛋白，使抗生素不能与其结合，导致抗菌失败。如耐甲氧西林金黄色葡萄球菌（MRSA）比敏感的金黄色葡萄球菌的青霉素结合蛋白组成多个青霉素结合蛋白 2a，靶蛋白数量增加，使药物存在时仍有足够量的靶蛋白可以维持细菌的正常功能和形态，导致细菌继续生长、繁殖，从而对抗菌药物耐药。

3. 降低细胞膜通透性　细菌接触抗生素后，可以改变通道蛋白性质和数量来降低细菌的膜通透性而产生耐药性。如很多广谱抗生素对铜绿假单胞菌无效或作用很弱，主要是该菌接触抗生素后，菌株发生突变，产生通道蛋白的基因失活而发生障碍，引起通道蛋白丢失，导致 β - 内酰胺类、喹诺酮类等药物进入菌体内减少，从而产生耐药。

4. 主动外排系统将抗生素泵出胞外　某些细菌能将进入菌体的药物泵出体外，从而使像大肠埃希菌、金黄色葡萄球菌、空肠弯曲菌等对四环素、大环内酯类、氯霉素等类产生多重耐药。

当长期应用抗生素时，多数的敏感菌株不断被杀灭，耐药菌株大量繁殖，代替敏感菌株，而使细菌对该种药物的耐受性不断提高。为了保持抗生素的有效性，应重视其合理使用。

第四节　细菌变异的实际意义

一、在医药工业生产方面的应用

细菌变异在医药工业生产方面有十分重要的意义。如利用细菌的毒力变异原理生产减毒活疫苗；另外可通过基因工程技术，用人工方法将所需的供体生物的目的基因转移到受体菌体内，使受体菌表达目的基因产物。目前如胰岛素、干扰素、乙型肝炎表面抗原、生长激素等都可通过基因工程技术大量生产。

二、疾病的诊断和防治方面的应用

由于细菌在形态、结构、毒力、耐药性、抗原性方面均易发生变异，故在进行细菌学诊断时，不仅要熟悉细菌的典型特点，还要了解细菌变异的规律，只有这样才能做出正确的诊断。在防治方面，可利用细菌的毒力变异，用人工的方法减弱细菌的毒力，保留其免疫原性，制备成各种疫苗，用于传染病的预防。治疗方面，为了减少防止细菌耐药性变异，应采取多种应对措施：①合理使用抗生素；②严格执行消毒隔离制度；③研制、开发新型抗生素；④加强药政管理；⑤考虑执行抗生素轮休制度。

知识链接

抗生素的"轮休"

细菌对某种抗生素产生耐药性后，停用该抗生素一段时间（数月或数年），细菌又恢复对该抗生素的敏感性。根据此现象可有计划地将抗生素停用，分批交替使用抗生素。这种抗生素的"轮休"制度是对抗细菌耐药性的一大利器。

目 标 检 测

一、填空题

1. 遗传变异的物质基础包括＿＿＿＿＿＿＿＿＿和＿＿＿＿＿＿＿＿＿。

2. 基因的转移与重组的方式有＿＿＿＿、＿＿＿＿、＿＿＿＿、＿＿＿＿、＿＿＿＿。

二、单项选择题

1. 卡介苗根据何种变异原理制备

    A. 形态变异   B. 毒力变异   C. 结构变异   D. 耐药性变异

    E. 菌落变异

2. 防止细菌发生耐药性变异的措施不包括

    A. 合理使用抗生素   B. 严格执行消毒隔离制度   C. 研制、开发新型抗生素

    D. 加强药政管理   E. 广泛、大剂量使用广谱抗生素

（唐毓流）

第二篇

免疫学基础

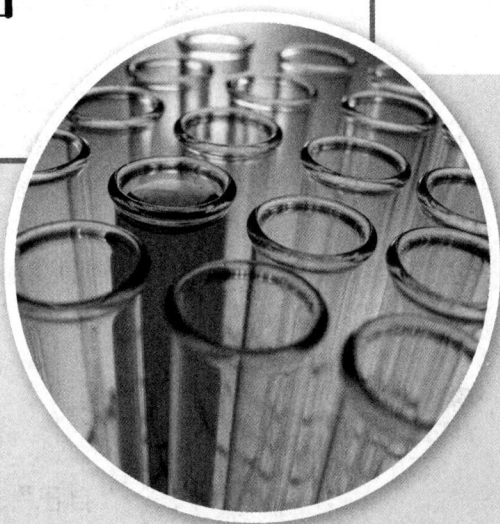

第九章
免疫学概述

学习目标

1. 掌握 免疫的概念。
2. 了解 免疫学在药学中的应用。

第一节 免疫的基本概念

免疫最早源于古希腊，由于免疫现象的认识来源于"瘟疫"（传染病），因此免疫最初的含义为"免除瘟疫"，传统的免疫一直被认为机体的抗感染能力。随着人类对免疫现象认识的不断深入，发现机体的许多免疫现象不单是对微生物，而且对各种"非己"物质都能够进行识别和排斥。所以，现代免疫的概念是指机体识别和排除抗原性异物，以维持自身生理平衡与稳定的一种功能。通常免疫对机体是有益的，但某些情况下也会造成对机体的损伤。

知识链接

"自己"和"非己"

免疫学中所指"自己"即机体免疫系统发育过程中接触过的物质，"非己"即外来抗原物质或免疫系统发育成熟前未接触过的物质，包括在胚胎发育期从未与免疫系统接触过得一些自身组织成分，如晶状体蛋白、精子等。正常情况下，机体对"自己"成分维持耐受，对"非己"成分进行排斥清除。

第二节 免疫学在药学中的作用

免疫学是研究人体免疫系统结构功能及其与疾病关系的学科。随着免疫学研究的进展，新技术、新产品不断出现，目前免疫学在药学中的作用主要有以下几方面。

1. 诊断方面 免疫学的诊断技术广泛应用于临床实践和科学研究，单克隆抗体技术出现后，特异性高的诊断试剂大量使用，为临床提供了快速、高效、准确的诊断方法，确保患者得到及时正确的治疗。

2. 治疗方面 为保障人类健康，免疫血清很早就被应用于传染病的治疗，目前临床使用的药品除免疫球蛋白以外，还有破伤风抗毒素血清、白喉抗毒素血清、干扰素等。

3. 预防方面 随着免疫学与现代医学的发展，人类研发的生物制品以疫苗为最多，已有百余种产品应用于临床。亚单位疫苗、合成肽疫苗、基因工程疫苗等新型疫苗已成为今后的研究热点，免疫学在药学研究、生产中的应用必将具有更加广阔、深入的发展前景。

第十章
免疫系统

学习目标

1. 掌握　中枢和外周免疫器官组成与功能及免疫的三大功能。
2. 熟悉　免疫细胞组成及 T 细胞、B 细胞的表面标志与分类。
3. 了解　其他免疫细胞及免疫分子的组成与功能。

免疫系统是机体执行免疫功能的物质基础，由免疫器官、免疫细胞和免疫分子组成。

第一节　免疫系统的组成

一、免疫器官

免疫器官是免疫细胞发生、分化、成熟或定居、发生免疫应答的场所，根据其功能上的差异分为中枢免疫器官和外周免疫器官（图 10 - 1）。

（一）中枢免疫器官

中枢免疫器官是免疫细胞发生、分化、成熟的场所，人和其他哺乳动物的中枢免疫器官包括骨髓和胸腺。

1. 骨髓　骨髓位于骨髓腔中，是造血器官所有血细胞的发源地，各种免疫细胞也都是从骨髓中的多能干细胞发育而来（图10 - 2）。B 淋巴细胞（又称骨髓依赖性淋巴细胞）在骨髓中分化、成熟，进入外周免疫器官相应部位定居。另外，骨髓也是 NK 细胞（自然杀伤细胞）发育成熟的场所。

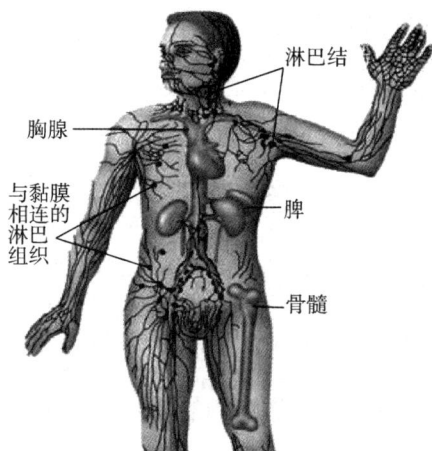

图 10 - 1　人体的免疫器官和组织

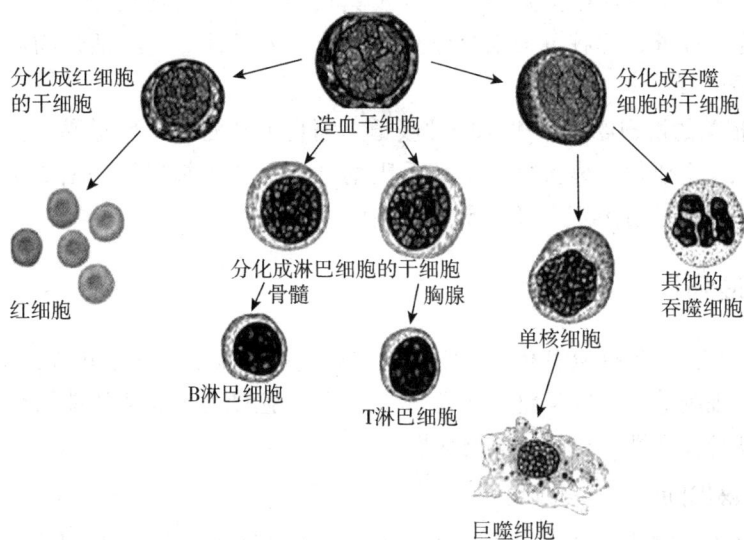

图 10 - 2　骨髓中多能干细胞的分化

2. 胸腺　胸腺位于胸骨后面，胸腔纵隔上方。人的胸腺大小和结构随年龄不同而有明显差异，在胚胎第 20 周时发育成熟，新生期胸腺重约 15 ~ 20g，青春期（14 ~ 15 岁）最大重约 30 ~ 40g，以后随着年龄的增长逐渐萎缩退化。

胸腺是 T 淋巴细胞分化、发育成熟的场所。来自骨髓的部分淋巴干细胞在胸腺微环境作用下，继续分化、发育成熟为 T 淋巴细胞（又称胸腺依赖性淋巴细胞），然后进入外周免疫器官的相应部位定居。

（二）外周免疫器官

外周免疫器官是成熟的免疫细胞定居、增殖和发生免疫应答的重要场所，包括淋巴结、脾脏和黏膜相关的淋巴组织。

1. 淋巴结　淋巴结沿淋巴管道广泛分布于全身各处，人体全身大约有 500 ~ 600 个淋巴结。淋巴结内存在 T 淋巴细胞定居部位（称胸腺依赖区）和 B 淋巴细胞定居区（称非胸腺依赖区）。

淋巴结的主要功能有：①是成熟的 T 淋巴细胞和 B 淋巴细胞定居和增殖的主要部位。②是特异性免疫应答发生的场所，抗原进入淋巴结后，刺激淋巴细胞活化、增殖、分化，产生免疫应答，导致局部淋巴结肿大。抗原排除后，淋巴结可恢复正常。③参与淋巴细胞再循环，淋巴结中的淋巴细胞可通过淋巴、血液、组织液进行循环，重新分布于全身淋巴器官和组织，这种淋巴细胞再循环具有重要的免疫学意义。④过滤作用，能滤过和清除淋巴液中的病原微生物及其毒素。

2. 脾脏　位于左上腹，是人体最大的免疫器官。脾脏中 B 淋巴细胞约占脾脏内定居的淋巴细胞总数的 60%，T 淋巴细胞约占 40%，脾内还含有丰富的浆细胞、巨噬细胞、树突状细胞。

脾脏的主要功能有：①是成熟的淋巴细胞定居的场所；②是特异性免疫应答发生的场所，脾脏中含有更多的 B 淋巴细胞和浆细胞，在抗体生成中起重要作用；③过滤作用，能滤过和清除血液中的病原微生物及其代谢产物、自身衰老死亡的血细胞，使血液得到净化。此外，脾脏可合成并分泌如补体、干扰素等生物活性物质，也是机体储存血细胞的血库。

3. 黏膜相关的淋巴组织　机体的呼吸道、消化道和泌尿生殖道黏膜及黏膜下层聚集着淋巴组织，主要包括扁桃体、小肠派氏集合淋巴结和阑尾等。主要功能是能产生分泌型 IgA（SIgA），是执行局部特异性免疫的主要场所。

二、免疫细胞

免疫细胞是指与免疫应答相关的细胞，主要包括 T 淋巴细胞、B 淋巴细胞、NK 细胞和抗原提呈细胞等。其中 T 淋巴细胞和 B 淋巴细胞接受抗原刺激能活化、增殖和分化，从而表现免疫活性，故称为免疫活性细胞。

（一）T 淋巴细胞

简称 T 细胞，来源于骨髓中的淋巴干细胞，在胸腺中发育成熟。T 细胞受抗原刺激后分化为致敏淋巴细胞，介导细胞免疫。成熟 T 细胞表面有许多标志，与其多种功能有关。

1. T 细胞主要表面标志　包括抗原识别受体和 CD 分子（即分化抗原）。

（1）抗原（识别）受体（TCR）　是 T 细胞表面特异性识别和结合抗原的结构。

（2）CD2 分子　即绵羊红细胞受体，又称 E 受体。存在于人类成熟 T 细胞表面，能与绵羊红细胞结合形成玫瑰花环（E 花环），即 E 花环试验。可用于测定机体内 T 细胞的数量，检测机体的细胞免疫水平。

（3）CD4 分子和 CD8 分子　成熟的 T 细胞表面一般只表达 CD4 分子或 CD8 分子，表达 CD4 分子的 T 细胞称为 $CD4^+$ T 细胞，表达 CD8 分子的 T 细胞称 $CD8^+$ T 细胞。

2. 分类　根据 T 细胞表面 CD 分子的不同，分为：

（1）辅助性 T 细胞（Th）　即 $CD4^+$ T 细胞，由于这群 T 细胞能分泌干扰素、白细胞介素等细胞因子辅助其他细胞发挥作用，故被称为辅助性 T 细胞（Th），又分为 Th1 和 Th2。Th1 在细胞免疫中发挥作用，并介导Ⅳ型超敏反应。Th2 在体液免疫中发挥调节作用。

（2）细胞毒性 T 细胞（CTL）　即 $CD8^+$ T 细胞，这些细胞能直接杀伤靶细胞（如肿瘤细胞或病毒感染的细胞），故又被称为杀伤性 T 细胞（Tc），在细胞免疫中发挥重要作用。

（3）调节性 T 细胞（Tr）　部分细胞能分泌细胞因子而抑制免疫应答，称为抑制性 T 细胞（Ts），在免疫应答的负调节和免疫耐受中起重要作用。

知识链接

什么是 CD

人类白细胞在正常分化、成熟的不同阶段及活化过程中，出现或消失的细胞表面标志即白细胞分化抗原。应用以单克隆抗体鉴定为主的分析法，将来自不同实验室的单克隆抗体所识别的同一白细胞分化抗原归为同一分化群，简称 CD。人 CD 的序号已从 CD1 命名至 CD350。

（二）B 淋巴细胞

B 淋巴细胞来源于骨髓，又在骨髓中发育成熟，故称骨髓依赖性淋巴细胞，简称 B 细胞。B 细胞受抗原刺激后分化成浆细胞并分泌特异性抗体，发挥特异性体液免疫功能，即介导体液免疫。

B 细胞表面抗原受体（BCR）是 B 细胞表面的特征性标志，表达于所有成熟 B 细胞表面。该受体的化学本质是膜表面的免疫球蛋白（SmIgG），它能特异性与抗原物质结合，启动体液免疫应答。

（三）NK 细胞

即自然杀伤细胞，来源于骨髓淋巴细胞，主要分布于外周血和脾脏。NK 细胞的功能是：①直接杀伤靶细胞，NK 细胞无需抗原刺激活化可直接杀伤病毒感染细胞和肿瘤细胞，而对正常组织细胞一般无杀伤作用；②ADCC 作用，即抗体依赖性细胞介导的细胞毒作用。

（四）抗原提呈细胞

抗原提呈细胞（APC）是指能够摄取、加工、处理抗原，并将抗原信息提呈给 T 淋巴细胞的一类细胞。主要包括单核 - 吞噬细胞系统、树突状细胞（DC）、B 淋巴细胞。

1. 单核 - 吞噬细胞系统 包括血液中的单核细胞和组织中的巨噬细胞。主要功能：①提呈抗原；②吞噬杀伤作用；③抗肿瘤作用；④合成分泌细胞因子，参与免疫调节作用。

2. 树突状细胞 是一类专职抗原提呈细胞。

（五）其他免疫细胞

包括中性粒细胞、肥大细胞、红细胞等。

三、免疫分子

免疫分子是指机体内存在的多种参加免疫应答的生物活性物质，包括抗体、补体、细胞因子等，在这里仅介绍细胞因子。

目前已发现 200 多种人细胞因子，根据其结构和功能分类。

1. 白细胞介素（IL） 目前报道的白细胞介素有 30 多种，其主要作用是调节细胞生长分化、参与免疫应答和介导炎症反应。

2. 干扰素（IFN） 是最早发现的细胞因子，根据干扰素的来源和理化特性不同可分为 α，β，γ 三种。IFN - α 和 IFN - β 称为 I 型干扰素，以抗病毒、抗肿瘤作用为主。IFN - γ 称为 II 型干扰素，以发挥免疫调节作用为主。

3. 肿瘤坏死因子家族（TNF） 最初发现 TNF 能直接造成肿瘤细胞出血坏死而得

名，具有抗肿瘤、引起炎症反应和免疫调节作用。

4. 集落刺激因子（CSF） 能刺激多能造血干细胞和不同发育分化阶段的造血干细胞增殖分化，具有刺激骨髓造血的作用。

5. 细胞趋化因子和生长因子 细胞趋化因子是一类对不同靶细胞具有趋化作用的细胞因子。生长因子是一类可调节和促进细胞生长的细胞因子。

📚 知识链接

细胞因子的应用

近些年来，国内外利用基因工程技术生产的重组细胞因子作为生物应答调节剂治疗肿瘤、造血障碍、感染等已收到良好的疗效，成为新一代的药物。目前国内市场上主要的国产重组细胞因子类药物包括乙肝疫苗、IFN、IL-2、G-CSF、重组链激酶、重组表皮生长因子等15种基因工程药物。同时，将一些生长因子制成生物化妆品，用于美容，也成为化妆品中的新宠。

第二节　免疫的功能

根据免疫系统清除的对象不同，把机体的免疫功能分为以下三个方面。

1. 免疫防御 免疫防御指机体排除病原生物及其代谢产物的能力，即抗感染免疫。这种功能过高可发生超敏反应，导致机体组织损伤或生理功能紊乱，功能过低时机体可反复感染，出现免疫缺陷病。

2. 免疫稳定 免疫稳定指机体识别和清除自身衰老、损伤和死亡的组织细胞的能力，即免疫自稳。此功能异常，可出现自身免疫性疾病。

3. 免疫监视 免疫监视指机体识别和清除体内畸变、突变细胞的能力。此功能异常，机体易患恶性肿瘤或持续性病毒感染。

由此可见，免疫功能正常时对机体是有益的，但异常情况下可以造成机体组织损伤或生理功能紊乱（表10-1）。

表10-1　免疫功能的表现

免疫功能	正常（有利）	异常（有害）
免疫防御	清除病原体及其他外来抗原	过高：引起超敏反应 过低：免疫缺陷病
免疫稳定	清除自身衰老、损伤、死亡的细胞	紊乱：自身免疫病
免疫监视	清除自身突变的细胞（癌细胞）	低下：易发肿瘤

目标检测

一、填空题

1. 免疫的功能有_____、_____、_____。

2. 免疫系统由_____、_____、_____组成。中枢免疫器官包括_____、_____，外周免疫器官包括_____、_____、_____。

3. 免疫细胞包括_____、_____、_____、_____；免疫活性细胞有_____、_____。

4. T 细胞识别抗原的表面标志是_____；B 细胞识别抗原的表面标志是_____。

5. 抗原提呈细胞包括_____、_____、_____。

二、单选题

1. 产生抗体的细胞
    A. T 细胞　　B. 浆细胞　　C. 单核细胞　　D. 巨噬细胞　　E. NK 细胞

2. 能与绵羊红细胞结合的形成 E 花环的细胞是
    A. B 细胞　　B. 单核细胞　　C. T 细胞　　D. NK 细胞　　E. 中性粒细胞

3. 干扰素的抗病毒作用特点
    A. 广谱抗病毒作用　　B. 动物的干扰素可用于人类　　C. 特异性抗病毒作用
    D. 人的干扰素可用于动物　　E. 直接杀病毒

4. T 细胞成熟的场所是
    A. 骨髓　　B. 胸腺　　C. 脾脏　　D. 淋巴结　　E. 肝脏

5. B 细胞成熟的场所是
    A. 骨髓　　B. 胸腺　　C. 脾脏　　D. 淋巴结　　E. 扁桃体

6. 能识别抗原产生特异性免疫应答的细胞是
    A. T 细胞和 B 细胞　　B. 吞噬细胞和树突细胞　　C. B 细胞和巨噬细胞
    D. 单核细胞核巨噬细胞　　E. NK 细胞和 T 细胞

7. 能发挥 ADCC 作用的细胞是
    A. B 细胞　　B. 单核细胞　　C. T 细胞　　D. NK 细胞　　E. 中性粒细胞

（蒋美云）

第十一章
抗　原

第一节　抗原的概念与特性

一、抗原的概念

抗原是指能刺激机体产生抗体或致敏淋巴细胞，并能与之（抗体或效应 T 细胞）在体内外发生特异性结合，进而发挥免疫效应的物质。

二、抗原的特性

抗原具有两种基本特性：一是免疫原性，是指抗原能刺激机体相应的免疫细胞，产生抗体或致敏淋巴细胞的性能；二是免疫反应性，是指抗原能在体内外与相应抗体或致敏淋巴胞特异性结合的性能，又称反应原性或抗原性。

既有免疫原性又有免疫反应性的物质称为完全抗原，如各种病原微生物、异种蛋白等。仅有免疫反应性而无免疫原性的物质称为半抗原或不完全抗原，如某些多糖、类脂和药物等，半抗原与大分子蛋白质载体结合，可变成完全抗原。

三、抗原的特异性与交叉反应

1. 抗原的特异性　抗原的特异性即针对性和专一性，即某一特定抗原只能刺激机体产生针对该抗原的特异性抗体或致敏淋巴细胞，并且只能与相应的抗体或致敏淋巴细胞发生特异性结合，如同一把钥匙只能开一把锁。例如接种乙型肝炎疫苗仅能诱导机体产生针对乙型肝炎病毒的抗体预防乙型肝炎，而不能产生针对甲型肝炎病毒的抗体预防甲型肝炎。这种特异性是机体免疫应答的最基本、最重要的特征，是特异性免疫学防治和诊断的理论基础。

抗原的特异性是由抗原决定簇（基）决定的。抗原决定簇是存在于抗原分子表面，决定抗原特异性的特殊的化学基团，又称表位。一般由几个到十几个氨基酸构成。它是免疫细胞识别抗原的部位，亦是抗原刺激机体发生免疫应答的重要结构。

2. 共同抗原与交叉反应 天然抗原（如细菌、病毒等）的分子表面一般含有多种抗原决定簇，可刺激机体产生多种抗体。两种不同抗原物质上存在相同或相似的抗原决定簇称为共同抗原。有共同抗原的两种抗原物质，其中一种抗原物质刺激机体产生的抗体可以与另外一种抗原物质（共同抗原）结合发生反应，称为交叉反应。

第二节　影响抗原免疫原性的因素

一、异物性

异物性是影响抗原免疫原性的首要条件。所谓异物是指凡在胚胎时期未与自身淋巴细胞接触过的物质，均被视为"异己"物质，具有异物性。一般而言，生物之间的亲缘关系越远，组织结构的差异越大，免疫原性越强。例如，鸭血清蛋白对鸡是弱抗原，而对哺乳动物家兔则是强抗原。大多数抗原属于异种物质，如各种病原微生物、动物免疫血清等。

二、理化性状

1. 分子量 一般而言，分子量越大，其免疫原性越强。抗原的分子量一般在10 000以上的大分子物质。大分子物质（如蛋白质）表面的抗原决定簇多，且多不易在体内被降解清除，有利于持续刺激机体产生较强的免疫应答。

2. 化学组成 抗原除应为大分子物质外，也要求其化学组成及结构有一定的复杂性，抗原成分越复杂，其分子结构越稳定。如明胶的分子量虽大，约为100 000，但是直链结构，不稳定，易被降解，其免疫原性很弱，而含芳香族氨基酸环状结构的物质，其结构复杂，免疫原性强。

3. 抗原表位的易接近性 易接近性是指抗原决定簇与淋巴细胞表面的抗原受体（TCR 或 BCR）相互接触、结合的难易程度。越易接近，则免疫原性越强。抗原决定簇的表露是决定抗原免疫原性的必需条件，它若存在于大分子内部，则不能表现出免疫原性。

4. 物理性状 一般情况下，化学性质相同的抗原，颗粒性抗原较可溶性抗原的免疫原性强；聚合状态的抗原较单体状态的抗原的免疫原性强。

三、其他因素

抗原的免疫原性与抗原进入机体的途径、剂量以及机体的年龄、性别、生理状态和遗传因素等有关。

第三节　医学上重要的抗原

一、异种抗原

是指来自其他物种的抗原性物质称为异种抗原。与医学有关的异种抗原包括以下几种。

1. 病原生物　细菌、病毒、螺旋体、人体寄生虫等病原生物都是良好的抗原，可以刺激机体产生相应的抗体和致敏淋巴细胞。也可用来制成疫苗预防传染病。

2. 细菌外毒素和类毒素　细菌外毒素的化学成分为蛋白质，用0.3%～0.4%低浓度甲醛处理后失去毒性，保留免疫原性即为类毒素。注射类毒素，可刺激机体产生相应抗体（即抗毒素），中和进入体内的外毒素，可用于预防和治疗外毒素引起的疾病。临床上常用的有破伤风类毒素和白喉类毒素。

3. 动物免疫血清　含有抗毒素的动物血清称为动物的免疫血清，通常是将类毒素（抗原物质）给马注射后提取的马血清。动物免疫血清对人的作用具有双重性，既是抗原，又是抗体。作为抗原可引起机体发生超敏反应，故使用抗毒素之前应做皮肤过敏试验。作为抗体可中和相应的外毒素，临床上用于预防和治疗外毒素引起的疾病。

另外，植物蛋白质（如花粉、孢子）、某些动物蛋白、药物、化学品等也可成为异种抗原物质，引起超敏反应。

二、同种异型抗原

同一种属不同个体之间存在的不同抗原称同种异型抗原。人类重要的同种异型抗原有：

1. 红细胞血型抗原　血型抗原指存在于红细胞表面的同种异型抗原。主要有ABO血型抗原系统和Rh血型抗原系统。

（1）ABO血型抗原　根据人类红细胞膜上A、B血型抗原的不同，可分为A型、B型、AB型和O型4种。人的血清中含有IgM天然抗体，若ABO血型不合的个体间相互输血，能引起严重的输血反应，故临床上输血前必须做血型配型和交叉配血试验。

（2）Rh血型抗原　有些人红细胞膜上有与恒河猴红细胞膜相同的抗原即Rh抗原，有Rh抗原者称为Rh阳性，无Rh抗原者为Rh阴性。中国汉族人群99%以上为Rh阳性，人类血清中不含有Rh抗原的天然抗体，Rh阴性的母体第一次生育Rh阳性胎儿后，第二次再妊娠为Rh阳性胎儿时，可能引起胎儿死亡、流产或分娩时出现新生儿溶血症。

2. 主要组织相容性抗原（MHC）　也称为人类白细胞抗原（HLA），HLA因最早在白细胞上发现而得名。HLA广泛存在于人类所有有核细胞膜表面，是异体组织器官移植时发生排斥反应的主要抗原。

知识链接

MHC 与 HLA

MHC 被称为主要组织相容性复合体,是一组编码主要组织相容性抗原的基因群。人类 MHC 抗原首先在白细胞表面被发现,故人类主要组织相容性抗原被称为人类白细胞抗原(human leucocyte antigen,HLA)。HLA 就如同人类个体的条形识别码一样,可反映出个体高度的特异性。

在器官移植时,受者和供者之间 HLA 相容程度越高,则移植排斥反应的发生率就越低,移植成功率就越高。但在人群中除单卵双胎的 HLA 完全相同外,很难找到 HLA 完全一致的供受者,所以不容易找到适配的器官。此外,器官移植的成败在很大程度上取决于移植排斥反应的防治。

三、自身抗原

自身组织在一定条件下可成为自身抗原引起自身免疫性疾病。

1. 隐蔽的自身抗原 胚胎发育时期免疫细胞从未接触过的自身组织称为隐蔽抗原。如晶体蛋白、精子、甲状腺球蛋白,由于外伤、手术和感染等原因,使隐蔽抗原进入血流,可引起自身免疫病。

2. 修饰的自身抗原 正常的自身组织由于感染、电离辐射、烧伤或药物等作用其分子结构发生变化成为自身抗原,刺激机体产生自身免疫病。也可因机体免疫系统发生紊乱,针对自身正常组织发生免疫应答,造成组织损伤。

四、异嗜性抗原

存在于人与动物、植物、微生物不同种属之间的共同抗原被称为异嗜性抗原,如乙型溶血性链球菌与人肾小球基底膜及心肌细胞、心脏瓣膜之间有共同抗原成分,感染乙型溶血性链球菌后,机体在抗感染的同时可引起相应部位的免疫损伤,导致急性肾小球肾炎、心肌炎或风湿热。

五、肿瘤抗原

1. 肿瘤特异性抗原 指仅存在于某种特定肿瘤细胞表面的抗原,如黑色素瘤的抗原。

2. 肿瘤相关抗原 指与某种肿瘤的发生有关,而非肿瘤细胞所特有的抗原。肿瘤相关性抗原在正常细胞上也可少量存在,但在发生某种肿瘤(细胞癌变)时,含量明显增加,如肝癌患者血液中甲胎蛋白(AFP)明显增加、肠癌患者血液中的癌胚抗原(CEA)明显增加。

六、超抗原

超抗原(SAg)是一类特殊抗原,只需极低的浓度即可引起机体强烈的免疫应答。

如金黄色葡萄球菌的肠毒素、链球菌的致热外毒素。

第四节　免疫佐剂

一、概念与作用

佐剂是一类与抗原同时注射或预先注入机体后，能非特异性增强机体对抗原的免疫应答或改变免疫应答类型的物质。

佐剂的作用有以下几方面：①增强抗原的免疫原性，使无免疫原性或免疫原性较弱的物质成为良好的免疫原；②增强机体对抗原刺激的反应能力，提高机体对初次免疫应答和再次免疫应答所产生抗体的含量；③改变抗体的类型，使由产生 IgM 转变为产生 IgG；④产生或增强迟发型超敏反应。

二、常见几种佐剂类型

常见佐剂类型有油性佐剂如弗氏佐剂；无机佐剂如氢氧化铝和明矾；生物型佐剂如卡介苗、细胞因子、脂多糖等。

目 标 检 测

一、填空题

1. 抗原的两种基本特性是_____和_____；既具有_____又具有_____的物质称为完全抗原，只具有_____而无_____的物质成为半抗原。

2. 存在于不同物质间的相同抗原成为_____，可引起_____反应。

3. 医学上重要的抗原有_____、_____、_____、_____、_____。常见的人类红细胞抗原系统有_____和_____。血型不合的人输血会导致_____；器官移植时会发生移植排斥反应，是由于_____的存在。

二、单选题

1. 抗原的特异性取决于
   A. 抗原的异物性　　B. 抗原决定簇　　C. 抗原反应性　　D. 抗原的化学组成
   E. 遗传性

2. 关于类毒素
   A. 由细菌外毒素经乙醇处理制成　　B. 有免疫原性，有毒性　　C. 既是抗原又是抗体　　D. 有免疫原性，无毒性　　E. 无免疫原性，无毒性

（蒋美云）

第十二章
免疫球蛋白

第一节 抗体与免疫球蛋白的概念

抗体是指 B 淋巴细胞接受抗原刺激后增殖、分化为浆细胞,由浆细胞所产生的一类能与相应抗原特异性结合的球蛋白。主要存在于血液和组织液中,也可见于唾液和乳汁中。

免疫球蛋白是指具有抗体活性或化学结构与抗体相似的球蛋白统称为免疫球蛋白。抗体都是免疫球蛋白,但免疫球蛋白并不一定都是抗体。

第二节 免疫球蛋白的分子结构

一、免疫球蛋白的基本结构

是由一对长链和一对短链,以二硫键连接而成的对称性四肽链结构,即为一个单体,呈 "Y" 形或 "T" 型。长链称重链(H 链);短链称为轻链(L 链)。每条多肽链都有氨基端(N 端)和羧基端(C 端),在 N 端轻链的 1/2 和重链的 1/4,称为可变区(V 区),用 VL 和 VH 表示,可与抗原特异性结合。轻链的 1/2C 端与重链的 3/4C 端区域,称恒定区(C 区),用 CL 和 CH 表示(图 12 – 1)。

根据 H 链 C 区氨基酸组成和排列顺序的不同,H 链可分为 γ、α、μ、δ 和 ε 链,与此相对应的免疫球蛋白分为 IgG、IgA、IgM、IgD 和 IgE 五类。其中:IgG、IgD、IgE 和血清型 IgA 均为单体。分泌型 IgA(SIgA)为二聚体,是由连接链(J 链)连接两个单体 IgA 和 1 个分泌片(SP)组成;IgM 为五聚体,是由连接链(J 链)连接 5 个单体而成（图 12 - 2）。

现代血清蛋白电泳发现，免疫球蛋白主要分布在 γ 球蛋白区，故又被称为 γ 球蛋白（丙种球蛋白）。

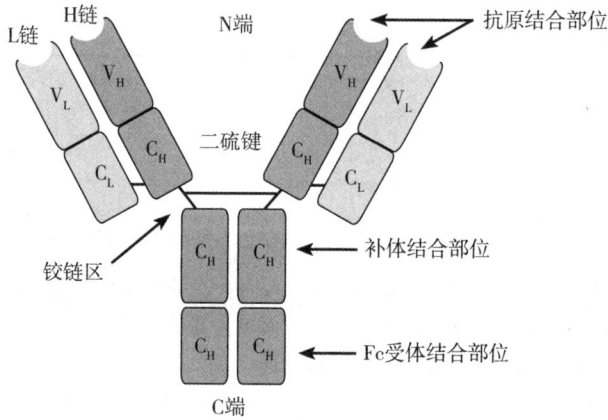

图 12 - 1　免疫球蛋白基本结构

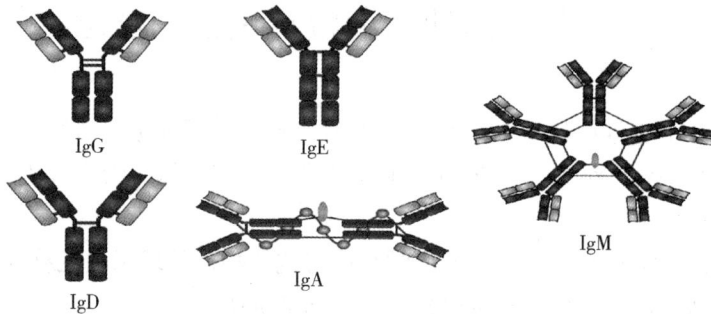

图 12 - 2　五种免疫球蛋白

二、免疫球蛋白的水解片段

1. 用木瓜蛋白酶水解 IgG　可在二条 H 链铰链区二硫键近氨基端侧切断，使其裂解为 2 个相同的 Fab 段和 1 个 Fc 段。Fab 段由一条完整的 L 链和 H 链 N 端的 1/2 组成，包含 H 链和 L 链的可变区，为抗原结合片段，能与抗原发生特异性结合。Fc 段具有活化补体、结合细胞、通过胎盘和黏膜的功能。

2. 用胃蛋白酶水解 IgG　可在二条 H 链铰链区二硫键近羧基端侧切断，使其裂解为可获得 1 个大的 F（ab'）$_2$ 和一些小的 pFc' 段。F（ab'）$_2$ 具有 Fab 段的功能，pFc' 段不具有生物学活性。可用于抗毒素的精制，如白喉或破伤风抗毒素经胃蛋白酶作用后，其重链部分的 Fc 段被去除，大大减少了超敏反应的发生（图 12 - 3）。

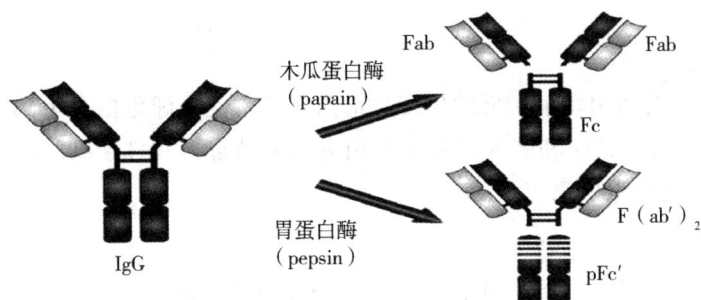

图 12 - 3 免疫球蛋白水解片段

第三节 五种免疫球蛋白的特性与作用

一、IgG

IgG 出生后 3 个月开始合成，3 ~ 5 岁时达成人水平。IgG 是在体内分布最广、血清含量最高、分子量最小的免疫球蛋白，占血清总量的75% ~ 80%。IgG 半衰期最长，作用强，体内的抗菌、抗毒素、抗病毒抗体大多数属于 IgG，是机体抗感染的主要抗体。IgG 也是唯一能通过胎盘的抗体，在新生儿抗感染免疫中发挥重要作用。

二、IgA

IgA 出生 4 ~6 个月开始合成，12 岁左右达成人水平，占血清总量的10% ~20%。分为血清型和分泌型。血清型 IgA 主要存在于血清中，为单体，免疫功能不强；分泌型 IgA（SIgA）是双体，由呼吸道、消化道、泌尿生殖道等的黏膜浆细胞产生，主要存在于初乳、唾液、泪液、胃肠液、支气管分泌液、泌尿生殖道分泌液中，是机体局部黏膜抗感染的重要因素。新生儿由于 SIgA 合成不足，故易患呼吸道或胃肠道感染。初乳中含有 SIgA，故提倡母乳喂养。

三、IgM

IgM 是五聚体，分子量最大，故又称巨球蛋白，占血清免疫球蛋白总量的 5% ~10%，80%存在于血清中。IgM 是个体发育中最早合成的免疫球蛋白，在胎儿晚期已能合成，但不能通过胎盘，如脐带血中 IgM 浓度升高，提示胎儿有宫内感染。IgM 也是机体感染后最早出现的抗体，且半衰期短、消失快，因此 IgM 含量升高表明机体近期有感染，可作为传染病早期诊断依据。天然的 ABO 血型抗体为 IgM。

四、IgD

IgD 在血清中含量很低，约占总免疫球蛋白的 0.2%，其功能尚不清楚。

五、IgE

IgE 是正常人血清中含量最低的免疫球蛋白，仅占免疫球蛋白总量的 0.002%。IgE 可通过 Fc 段与嗜碱粒细胞和肥大细胞膜上相应受体结合，故称亲细胞抗体。介导Ⅰ型超敏反应，参与抗寄生虫免疫。

第四节　人工抗体制备

人工抗体制备主要包括多克隆抗体、单克隆抗体、基因工程抗体。

一、多克隆抗体

传统的制备抗体的方法是将抗原免疫动物（如马），由动物体内的 B 细胞产生抗体。由于天然的抗原具有多种抗原表位，注入动物体内后，刺激多个 B 细胞克隆所产生的抗体是针对多种抗原表位的混合抗体，称之为多克隆抗体。因其特异性不高，可出现交叉反应；同时大量制备也不易，故限制了其应用。

二、单克隆抗体

由单一 B 细胞克隆所产生的，只识别抗原分子上某一特定的抗原表位的均一的抗体，称为单克隆抗体。因其特异性高，交叉反应少，制备成本低，应用广泛。

三、基因工程抗体

基因工程抗体也称重组抗体。其原理是应用 DNA 重组和蛋白质工程技术，人们根据不同的目的在基因水平上对免疫球蛋白分子进行切割、拼接或修饰，重新组装成的新型抗体分子，其应用前景广泛。

目标检测

一、填空题

1. 人类免疫球蛋白分为＿＿＿＿、＿＿＿＿、＿＿＿＿、＿＿＿＿、＿＿＿＿五种；血清中含量最高的是＿＿＿＿；受抗原刺激后最早产生的是＿＿＿＿；从母乳中可获得的是＿＿＿＿；能通过胎盘的是＿＿＿＿＿；引起Ⅰ型超敏反应的是＿＿＿＿＿。

2. 木瓜蛋白酶水解 IgG 的片段为 2 个相同的＿＿＿＿段和 1 个＿＿＿＿段；胃蛋白酶水解可产生 1 个大的＿＿＿＿＿段。

二、单选题

1. 在免疫球蛋白中、机体血清中最先产生的抗体是

A. IgG   B. IgA   C. IgM   D. IgE   E. IgD

2. 下列分泌液中不含 SIgA 的是

　　A. 初乳   B. 汗液   C. 唾液   D. 支气管黏液   E. 肠道分泌液

3. 可作为早期感染或胎儿宫内感染的是

　　A. IgG   B. IgA   C. IgM   D. IgE   E. IgD

4. 抗体与抗原特异性结合的部位是

　　A. V_H、V_L B. C_H、C_L C. CH_2、CH_3 D. C_H、V_L E. C_H、V_H

5. 血清中天然存在的 ABO 血型抗体属于

　　A. IgG   B. IgA   C. IgM   D. IgE   E. IgD

（蒋美云）

第十三章
适应性免疫应答

学习目标

1. 掌握　适应性免疫应答的概念和细胞免疫、体液免疫的概念。
2. 熟悉　细胞免疫、体液免疫的生物学效应，抗体产生的一般规律。
3. 了解　细胞免疫、体液免疫的应答的基本过程。

第一节　概　　述

一、概念

适应性免疫应答又称特异性免疫应答或获得性免疫应答，是指机体受抗原物质刺激后，免疫活性细胞（T细胞或B细胞）对抗原的识别、活化、增殖、分化及产生特异性免疫效应的全过程。

适应性免疫应答发生的场所主要在淋巴结、脾脏等外周免疫器官。

二、基本类型

根据机体对抗原刺激的反应状态，免疫应答可分为正免疫应答和负免疫应答。正免疫应答就是通常所指的适应性免疫应答，是指在正常情况下，机体对"非己"抗原产生排异反应，发挥抗感染、抗肿瘤等免疫效应，异常情况下，可引起超敏反应。负免疫应答又称免疫耐受，是指机体免疫系统对抗原刺激后所产生的无应答状态。正常情况下对自身成分不产生应答即产生免疫耐受，以维护自身内环境的平衡和稳定，异常情况下可引起自身免疫性疾病或肿瘤发生。

根据介导免疫效应的免疫细胞不同又可分为T淋巴细胞介导的细胞免疫应答和B细胞介导的体液免疫应答两种类型。

三、基本过程

适应性免疫应答是一个十分复杂过程，通常人为地将其分为三个阶段：感应阶段、反应阶段、效应阶段（图13-1）。

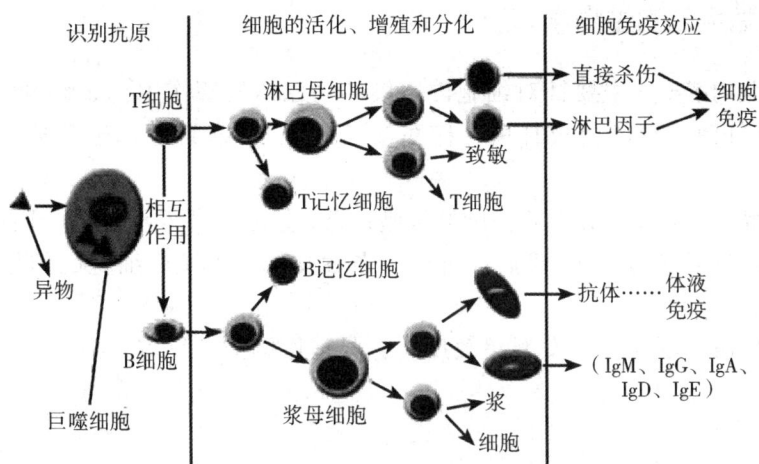

图 13-1 适应性免疫应答基本过程

1. 感应阶段 感应阶段是指抗原提呈细胞（APC）摄取、处理、加工和提呈抗原以及 T、B 细胞对抗原的识别、启动活化阶段，又称抗原提呈与识别阶段。

2. 反应阶段 反应阶段是指 T 细胞、B 细胞接受抗原刺激后，B 细胞活化、增殖、分化为浆细胞产生抗体，T 细胞活化、增殖、分化为效应 T 细胞（Th、Tc）的阶段，又称活化、增殖、分化阶段。在此阶段有部分淋巴细胞中途停止分化、增殖，形成长寿记忆细胞。当机体再次接触相同的抗原时，记忆细胞可迅速增殖分化成效应 T 细胞或浆细胞，产生相应的免疫效应。每次新的应答过程都会产生新一批免疫记忆细胞，机体针对某种抗原的特异性免疫力得到维持和增强。

3. 效应阶段 效应阶段是指特异性效应 T 细胞（Th、Tc）和抗体与相应抗原结合，发挥特异性细胞免疫和体液免疫效应的过程。

第二节 细胞免疫应答

一、细胞免疫应答的概念

T 淋巴细胞介导的免疫应答简称细胞免疫应答或细胞免疫，是指 T 淋巴细胞接受抗原刺激后活化、增殖、分化为致敏 T 细胞，直接杀伤靶细胞或释放淋巴因子而发挥的免疫应答。

二、细胞免疫应答的过程

T 细胞受抗原刺激后，活化、增殖、分化为效应 T 细胞（$CD4^+Th1$ 细胞和 $CD8^+Tc$ 细胞），当再次接触抗原，主要有两种方式发挥细胞免疫效应：一种是 $CD4^+Th1$ 介导的，通过释放细胞因子引起炎性细胞浸润为主的炎症反应；另一种是 $CD8^+Tc$ 介导的对靶细胞的特异性直接杀伤作用。

三、细胞免疫的生物学效应

1. 抗细胞内感染　主要针对细胞内感染的病原体发挥作用，如胞内菌的抗感染（如结核分枝杆菌、麻风分枝杆菌、伤寒沙门菌等）、病毒、真菌及某些寄生虫感染等。

2. 抗肿瘤　TCL能特异性杀伤肿瘤细胞；Th1分泌肿瘤坏死因子、干扰素等细胞因子可直接或间接杀伤肿瘤细胞，同时增强吞噬细胞和NK细胞的作用杀伤肿瘤细胞。

3. 免疫损伤　可介导迟发型超敏反应、器官移植排斥反应、某些自身免疫性疾病等。

第三节　体液免疫应答

一、体液免疫应答的概念

B细胞介导的免疫应答，是指B淋巴细胞接受抗原刺激后，活化、增殖、分化为浆细胞，浆细胞合成并分泌抗体而发挥免疫效应的过程。因抗体存在于血清等体液中，故B细胞介导的免疫应答简称体液免疫应答或体液免疫。

二、体液免疫应答的过程

根据B淋巴细胞识别不同抗原类型（TD抗原、TI抗原）存在两种应答过程。TD抗原即胸腺依赖性抗原，绝大多数抗原为TD抗原（通常为蛋白质抗原）；TI抗原即非胸腺依赖性抗原，某些非抗原（通常为非蛋白类抗原如多糖、脂多糖或核酸类抗原）。

（1）B淋巴细胞识别TD抗原后，在Th2淋巴细胞的辅助下活化、增殖、分化成浆细胞或B记忆细胞（Bm），浆细胞合成并分泌抗体，抗体与相应抗原特异性结合而发挥体液免疫效应。如抗体与相应抗原（外毒素）结合，中和外毒素；抗体与相应抗原结合形成复合物可活化巨噬细胞、补体、NK细胞等发挥作用。

（2）B淋巴细胞识别TI抗原后，直接活化、增殖、分化成浆细胞或B记忆细胞，浆细胞合成并分泌抗体而发挥体液免疫效应。

三、抗体产生的一般规律及意义

1. 初次应答　初次应答是指某种抗原第一次进入机体，刺激机体产生的免疫应答。其特点是：①潜伏期长，大约经过1~2周后血液中才出现抗体；②抗体的效价低；③抗体在体内持续时间短；④抗体亲和力低；⑤抗体类型以IgM为主。

2. 再次应答　再次应答是指相同抗原再次进入机体，刺激机体产生的免疫应答。其特点是：①潜伏期短，大约1~3天，血液中可出现抗体；②抗体的效价高；③在体内持续时间长；④抗体亲和力高；⑤抗体类型以 IgG 为主。抗体产生的一般规律（图 13 - 2）。

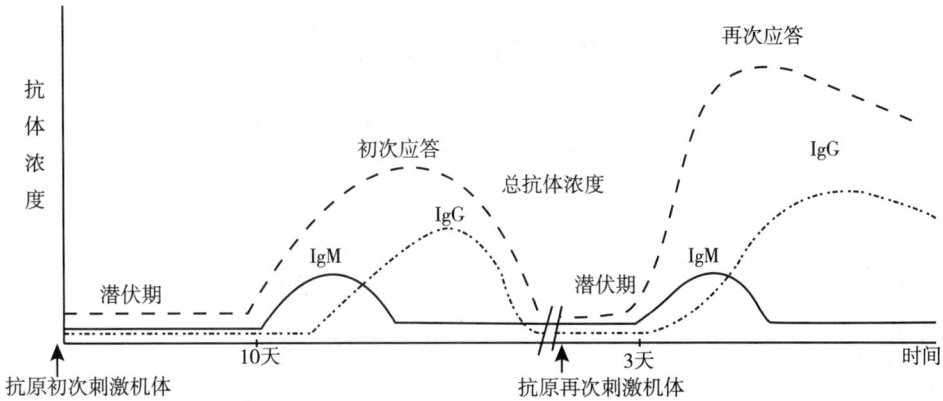

图 13 - 2 初次应答和再次应答抗体产生的一般规律

3. 抗体产生一般规律的意义 抗体产生规律对疾病的诊断和预防有重要意义：①指导预防接种。由于抗体产生需要一定的潜伏期，因此预防接种应安排在疾病流行季节之前的一段时间进行；因再次应答所产生的免疫效果强过初次应答，故预防接种或制备动物免疫血清时，应进行 2 次或以上的再次免疫，以提高免疫效果。②检测 IgM 可作为病原微生物早期感染或宫内感染的诊断指标。③检测抗体含量的变化可作为某种病原生物感染的辅助诊断或病情评价的参考依据。

四、体液免疫应答的生物学效应

体液免疫应答的效应分子是特异性抗体，抗体与相应的抗原特异性结合后可产生多种生物学效应，但抗体一般存在于血清中、细胞外，因此体液免疫清除的抗原为细胞外游离的抗原或细胞表面的抗原。体液免疫应答的生物学效应表现如下。

1. 中和作用 抗体（抗毒素，主要为 IgG）与细菌的外毒素结合，中和外毒素的毒性；抗体与相应病毒结合，可使之失去进入易感细胞的能力。

2. 调理作用 抗体（主要是 IgG）与相应抗原（如细菌或病毒）结合后，通过 Fc 段与吞噬细胞结合，增强吞噬细胞对抗原的吞噬作用，称为抗体的调理作用。

3. 激活补体作用 抗体（IgG 和 IgM）与相应抗原结合形成抗原 - 抗体复合物，激活补体，发挥补体溶菌、溶解靶细胞作用。

4. ADCC 作用 抗体（IgG）与靶细胞结合后，通过抗体的 Fc 段与 NK 细胞结合，NK 细胞对靶细胞（如肿瘤细胞或病毒感染细胞）产生杀伤作用。

5. 抑制病原体黏附 分布在黏膜表面的 SIgA 能抑制病原菌对黏膜上皮细胞的吸附，阻止病原菌侵入细胞，发挥局部抗感染作用。

6. 免疫损伤作用 抗体参与 Ⅰ 型、Ⅱ 型、Ⅲ 型超敏反应，引起免疫病理损伤。

知识链接

记忆细胞与加强免疫

疫苗属于抗原，注射后使人产生抗体和记忆细胞。记忆细胞的特点寿命长，对抗原十分敏感，能"记住"入侵的抗原。相同抗原再次入侵时，记忆细胞比普通的B细胞更快地做出反应，产生新的浆细胞和记忆细胞，浆细胞再产生抗体消灭抗原。但人的体质不同，一次接种疫苗不一定能够产生有效的抗体和记忆细胞，且疫苗诱导产生的抗体和记忆细胞存在时间是有限的，多次加强接种后增加抗体和记忆细胞的数量，增强免疫力。

目标检测

一、填空题

1. 免疫应答的基本过程可分为_____、_____、_____三个阶段。

2. B细胞介导的免疫应答称为_____；T细胞介导的免疫应答称为_____。

3. 初次应答抗体产生的规律是：潜伏期时间_____、抗体效价_____、抗体含量_____、以_____抗体为主。

二、单选题

1. 特异性细胞免疫效应是由下列哪些细胞介导的
   A. Th1、Th2　　B. Th1、Ts　　C. Th1、CTL　　D. Th2、CTL
   E. Th2、Ts

2. 属于初次应答的特点是
   A. 潜伏期短　　B. 抗体主要为IgG　　C. 抗体效价高　　D. 抗体维持时间长
   E. 抗体亲和力低

3. 体液免疫再次应答的介导细胞是
   A. 巨噬细胞　　B. 树突状细胞　　C. B记忆细胞　　D. B细胞
   E. $CD8^+$ T细胞

4. 发挥特异性体液免疫效应的物质是
   A. 补体　　B. 细胞因子　　C. 干扰素　　D. 抗体　　E. 溶菌酶

5. 能特异性杀伤靶细胞的是
   A. 巨噬细胞　　B. Th1细胞　　C. Tc细胞　　D. 单核细胞　　E. NK细胞

（蒋美云）

第十四章
抗感染免疫

学习目标

1. 掌握　抗固有免疫和适应性免疫的概念及特点。
2. 熟悉　固有免疫的组成因素及作用。
3. 了解　固有免疫和适应性免疫在抗感染过程中的关系。

抗感染免疫是机体抵抗病原生物及其有害产物感染的功能。抗感染能力的强弱，主要决定于机体的免疫功能，也与遗传因素、年龄、机体的营养状态等有关。抗感染免疫按获得的方式不同，分为固有免疫应答和适应性免疫应答。

第一节　固有免疫应答

一、概念与特点

固有免疫是人类在长期种系发育和进化过程中逐渐形成的一系列天然防御机制。因机体在出生时已经具备此种功能，可对外来病原体迅速应答，故称为先天性免疫。又因其所产生的抗感染作用不针对特定抗原，无特异性，亦又称非特异性免疫。固有免疫在机体防御机制中具有重要意义，病原体侵入机体后，首先遇到的是固有免疫的抵抗，同时在特异性免疫应答过程中也起作用。固有免疫的特点有：生来就有、人人皆有、可以遗传、无特异性、作用迅速、无免疫记忆。

二、组成及作用

机体的固有免疫由屏障结构、固有免疫细胞、组织和体液中的抗微生物物质组成。

（一）屏障结构

1. 皮肤黏膜屏障

（1）物理屏障作用　健康完整的皮肤和黏膜是机体阻止病原菌侵入的第一道防线，能机械阻挡病原体侵入机体；黏膜上的纤毛定向摆动，具有排异作用。

（2）化学屏障作用　皮肤和黏膜可分泌多种化学物质，如皮肤上的汗腺分泌乳酸，皮脂腺分泌脂肪酸，胃黏膜分泌的胃酸等均具有一定的抗菌作用。呼吸道和消化道黏膜有丰富的黏膜相关淋巴样组织和腺体，能分泌溶菌酶以及在唾液、泪液等体液内均含有 SIgA 等抗菌物质。

（3）生物屏障　人体的正常菌群对病原菌有拮抗作用。

2. 血 – 脑屏障　一般由软脑膜、脉络丛的毛细血管壁及其壁外的星状胶质细胞所构成的胶质膜组成。其结构致密，能阻止病原微生物及其他有害物质从血液进入脑组织或脑脊液，对中枢神经系统有保护作用。小儿血 – 脑屏障发育不完善，故较成人更易发生颅内感染。

3. 胎盘屏障　由母体子宫内膜的基蜕膜和胎儿绒毛膜、部分羊膜组成。正常情况下，母体感染时的病原微生物及其有害产物不易通过胎盘屏障进入胎儿体内，但妊娠前 3 个月胎盘屏障发育不完善，如这一时期孕妇感染某些病毒，可能导致胎儿畸形、流产、死胎等。

（二）固有免疫细胞

病原微生物穿过体表屏障向机体内部入侵、扩散时，机体的固有免疫细胞可吞噬杀伤入侵的病原体。人体内固有免疫细胞主要有吞噬细胞、NK 细胞。这里主要介绍吞噬细胞。

人体内吞噬细胞分为两类：一类是小吞噬细胞，主要是血液中的中性粒细胞；另一类是大吞噬细胞，主要是血液中的单核细胞和组织中的巨噬细胞。

1. 吞噬过程　当病原体通过皮肤或黏膜侵入组织后，中性粒细胞（小吞噬细胞）先从毛细血管游出并集聚到病原菌侵入部位。杀菌过程为：①趋化与黏附，吞噬细胞首先黏附于血管内皮细胞，并穿过细胞间隙到达血管外，由趋化因子的作用使其做定向运动，到达病原体所在部位；②调理与吞入，体液中具有调理作用的物质包括抗体 IgG 和补体 C3。经调理的病原菌易被吞噬细胞吞噬；③杀菌和消化，吞噬细胞杀死破坏病原体（图 14 – 1）。

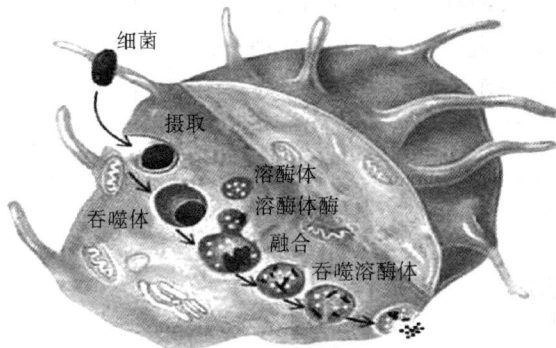

图 14 – 1　吞噬杀伤过程

2. 吞噬作用的后果　病原微生物被吞噬后经杀死、消化而排出者为完全吞噬。由于机体的免疫力和病原微生物种类及毒力不同，有些病原微生物虽被吞噬却不被杀死，称为不完全吞噬。

（三）组织和体液中的抗微生物物质

主要有细胞因子、溶菌酶、补体等体液分子参与固有免疫。

1. 补体　是存在于人和脊椎动物体液中一组具有酶活性的球蛋白。它的性质很不稳定，易受理化因素的影响，如将新鲜血清剧烈震荡或加热 56℃，30 分钟均可使其灭活。正常情况下是以无活性状态存在的，需被激活才能发挥免疫作用，补体主要参与非特异性抗感染免疫。补体系统的激活途径有经典途径、旁路途径和 MBL 途径。补体的生物学作用包括：溶解细菌细胞的作用、调理作用、趋化作用及过敏毒素作用。

2. 溶菌酶　是由巨噬细胞产生的一种能水解致病菌中黏多糖的碱性酶。它主要存在于人体的泪液、唾液、血浆、尿、乳汁等体液中。其作用是破坏革兰阳性菌细胞壁的肽聚糖而杀菌。在抗体、补体的作用下，也可溶解某些革兰阴性菌。

3. 乙型溶菌素　是血清中一种对热较稳定的抗菌物质，主要针对革兰阳性菌的细胞膜发挥作用。

第二节　适应性免疫应答

一、概念与特点

适应性免疫，是个体出生后在与病原微生物及其代谢产物等抗原物质接触后产生的免疫或被动接种特异性抗体所获得的免疫，故又称获得性免疫或为后天免疫、特异性免疫。适应性免疫它的特点是：后天获得、不可遗传；有特异性；具有免疫记忆；具有明显的个体差异。

适应性免疫通过体液免疫和细胞免疫发挥抗感染作用。

二、体液免疫抗感染的特点

体液免疫所发挥的抗感染作用是通过抗体来清除病原体及其代谢产物。由于抗体不能进入细胞内，主要存在于体液中，因此体液免疫抗感染有如下特点。

（1）主要针对细胞外和细胞表面的病原体发挥感染的作用。

（2）参与的抗体主要有 IgG、IgM 和 SIgA，在抗感染中起主要作用的是 IgG。

（3）抗体可直接通过中和细菌外毒素和病毒，发挥抗细菌免疫作用和抗病毒免疫作用；也可通过激活补体及 NK 细胞的 ADCC 作用，间接发挥抗菌免疫或抗肿瘤免疫，参与的抗体早期主要是 IgM，随后是 IgG 发挥主要作用。

（4）母体内的 IgG 可通过胎盘进入胎儿体内，SIgA 通过母乳喂养进入新生儿和婴儿体内，可提供免疫保护，防止感染。

三、细胞免疫抗感染的特点

（1）主要针对胞内感染病原体，如某些细菌（结核杆菌、布氏杆菌、沙门菌、军团菌等）、病毒、真菌、寄生虫。这些病原体可抵抗吞噬细胞的吞噬作用，机体清除它们主要依靠细胞免疫发挥防御功能。

（2）效应 T 细胞主要是 Th1 细胞和 Tc 细胞。Tc 细胞直接杀伤胞内感染的靶细胞，发挥抗感染作用；Th1 细胞不能直接作用于靶细胞，通过释放细胞因子来发挥抗感染作用。

（3）细胞免疫所产生的免疫效应缓慢，在炎症局部有淋巴细胞和单核细胞聚集。

知识链接

笑能提高人体免疫力

俗话说"笑一笑，十年少"，笑能悦人悦己。科学研究还发现笑能增加活性 T 细胞的数量，增强细胞免疫功能，所以将 T 细胞称为"快乐细胞"；试验还发现，笑还能增加 NK 细胞的数量，能发挥抗病毒感染和抗癌作用，提高人体免疫力。

第三节　固有免疫与适应性免疫在抗感染过程中的关系

固有免疫与适应性免疫协同完成机体的防御功能。在抗感染过程中，固有免疫出现快，首先起作用。通常情况下感染初期的 3 ~ 4 天内主要由固有免疫发挥免疫防御作用，作用范围广，无针对性，但强度较弱，尤其是对某些致病性较强的病原体则难以消灭。适应性免疫出现较慢，是机体接触到病原体抗原物质刺激后一段时间才出现，通常在感染后 5 ~ 7 天才起作用，但作用的针对性强，作用强度大。因此，两者之间具有互补性（表 14 - 1）。

固有免疫可促进适应性免疫的形成。大部分抗原物质进入机体后，需要经过 APC 的提呈才能启动适应性免疫应答产生免疫效应。而适应性免疫应答所产生的免疫分子如抗体或细胞因子，通过经典途径激活补体或发挥调理吞噬作用，增强了固有免疫的功能。因此，两者之间具有相互促进性。

表 14 – 1　固有免疫和适应性免疫的特点比较

类别	获得方式	遗传性	特异性	免疫记忆	转移性	作用顺序
固有免疫	先天	可遗传	无	无	无	先
适应性免疫	后天	不可遗传	有	有	有	后

目标检测

一、填空题

1. 固有免疫是由_____、_____和_____组成。

2. 屏障结构包括_____、_____和_____。

3. 适应性免疫的抗感染作用是由_____和_____构成的。

二、单选题

1. 皮肤黏膜在抗感染中的作用不包括下列哪一项

    A. 机械阻挡作用　　B. 吞噬作用　　C. 拮抗作用　　D. 杀菌作用

    E. 排除作用

2. 吞噬细胞的吞噬过程不包括

    A. 趋化　　B. 黏附　　C. 提呈抗原　　D. 杀菌　　E. 吞噬

3. 下列哪项不是适应性免疫的特点

    A. 获得性　　B. 有特异性　　C. 有免疫记忆性　　D. 可遗传　　E. 可转移性

4. 机体固有免疫的组成，错误的是

    A. 补体　　B. 胎盘屏障　　C. 中性粒细胞　　D. T 淋巴细胞

    E. 皮肤黏膜

5. 固有免疫的特点，错误的是

    A. 无特异性　　B. 可遗传　　C. 作用迅速　　D. 经微生物感染后才出现

    E. 对所有微生物都起作用

（蒋美云）

第十五章
超敏反应

超敏反应又称变态反应，是指机体再次接受相同抗原刺激后，发生的以组织细胞损伤或生理功能紊乱为主的特异性免疫应答。超敏反应的本质属于异常或病理性免疫应答，具有特异性和记忆性。

引起超敏反应的物质称为变应原。根据超敏反应的发生机制和临床特点，将其分为四型：Ⅰ型超敏反应，即速发型超敏反应；Ⅱ型超敏反应，即细胞毒型或细胞溶解型超敏反应；Ⅲ型超敏反应，即免疫复合物型或血管炎型超敏反应；Ⅳ型超敏反应，即迟发型超敏反应。

知识链接

你遭遇过超敏反应吗？

在生活中，你也许有过这样的经历：春暖花开之时，有人边赏花边不停地打喷嚏，甚至有人出现哮喘发作；进食螃蟹、鱼、虾、奶制品后，皮肤出现了荨麻疹，甚至发生呕吐、腹泻；烫染头发的时候，有些人出现了灼痛、头皮刺痒等；当我们长期佩戴塑料板材的眼镜时，在脸部与眼镜接触的部位出现了红斑、水泡等症状……这些都是超敏反应，也是人们所俗称的过敏反应。

第一节　Ⅰ型超敏反应

Ⅰ型超敏反应又称为速发型超敏反应，是临床上最常见的一类超敏反应。

一、Ⅰ型超敏反应的发生机制

Ⅰ型超敏反应的发生可分为致敏和发敏两个阶段（图 15-1）。

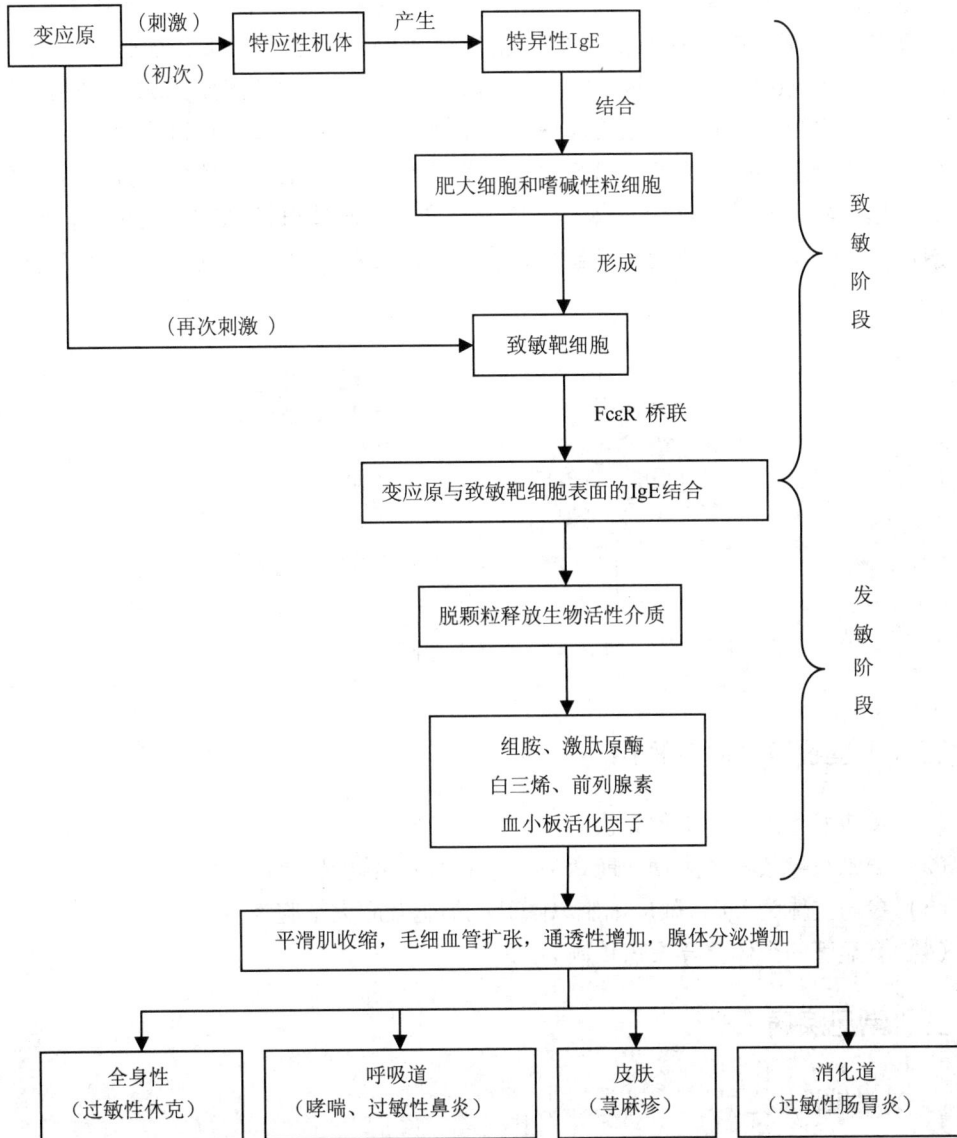

图 15-1 Ⅰ型超敏反应的发生机制

（一）致敏阶段

引起Ⅰ型超敏反应的变应原种类繁多，常见的有吸入性变应原（如植物花粉、真菌、尘螨、昆虫、动物皮毛等）、食物性变应原（如鱼、虾、蟹、贝、奶、蛋、菌类食物等）、药物性变应原（如青霉素、磺胺类、普鲁卡因、有机碘化合物等）及其他化学物质等。变应原通过不同途径初次进入机体，刺激机体产生特异性 IgE 抗体；IgE 通过其 Fc 段与肥大细胞或嗜碱粒细胞表面的 Fc 受体结合，使机体处于对该变应原的致敏状态，此状态可维持数月至数年，机体不表现任何症状。

（二）发敏阶段

已致敏的机体再次接触相同变应原时，变应原与肥大细胞或嗜碱粒细胞表面的 IgE 结合，使肥大细胞或嗜碱粒细胞的胞膜稳定性下降，通透性增加，细胞内颗粒脱出（图 15 - 2），释放出组胺、激肽原酶、白三烯、前列腺素等生物活性介质，作用于效应器官，引起一系列临床症状。主要表现为：①平滑肌收缩，如呼吸道平滑肌收缩引起呼吸困难；胃肠道平滑肌收缩，引起腹痛。②毛细血管扩张且通透性增加，导致组织水肿、血压下降，严重者可引发休克，危及生命。③腺体分泌增加，表现为流涕、流泪、腹泻等。④刺激感觉神经，引起剧烈瘙痒。该过程在接触变应原几秒到几个小时发生。

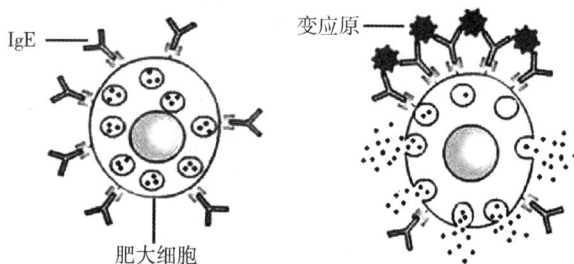

IgE

变应原

肥大细胞

图 15 - 2　肥大细胞脱颗粒

二、Ⅰ型超敏反应的特点

（1）反应发生迅速，消退较快。
（2）通常只导致机体生理功能紊乱，一般不引起组织损伤。
（3）参与抗体为 IgE，效应细胞以嗜碱粒细胞及肥大细胞为主。
（4）有显著的个体差异及遗传倾向。

三、常见疾病

（一）过敏性休克

是最严重的Ⅰ型超敏反应性疾病，在数秒或数分钟内出现症状，如胸闷、面色苍白、呼吸困难、发绀、血压急剧下降，若抢救不及时可导致死亡。

1. 药物过敏性休克　以青霉素引发最为常见，此外头孢菌素、链霉素、普鲁卡因、有机碘、磺胺类、巴比妥酸盐类、解热止痛类等化学药物及双黄连、清开灵、复方丹参等中成药注射液也可引起。青霉素属于半抗原，与体内组织蛋白结合构成完全抗原，进而刺激机体产生 IgE，使之致敏。当机体再次接触青霉素后，可诱发超敏反应，重者可能导致过敏性休克，若抢救不及时，可导致死亡。

知识链接

常见的过敏原——青霉素

青霉素是较常用的抗生素。临床发现少数人在初次注射青霉素时也可发生过敏性休克，原因可能是曾经使用过被青霉素污染的医疗器械、皮肤黏膜接触过青霉素或其降解产物以及吸入过空气中的青霉菌孢子等使机体已处于致敏状态有关。

2. 血清过敏性休克 临床应用动物免疫血清如破伤风抗毒素、白喉抗毒素等进行治疗或紧急预防时，有些患者可发生过敏性休克，重者可在短时间内死亡。

（二）呼吸道过敏反应

常因吸入花粉、尘螨、动物毛屑、真菌等变应原或呼吸道感染病原微生物引起，主要表现为过敏性鼻炎和过敏性哮喘。前者的典型症状主要是阵发性喷嚏、清水样鼻涕、鼻塞和鼻痒，部分伴有嗅觉减退；后者则出现咳嗽、胸闷、呼吸困难等症状。

（三）消化道过敏反应

有些人进食鱼、虾、蟹、蛋、牛奶等食物或服用某些药物后，可发生过敏性肠胃炎，主要表现为恶心、呕吐、腹痛、腹泻等症状，严重者可发生过敏性休克。

（四）皮肤过敏反应

可由药物、食物、蚊虫叮咬或冷热刺激等引起，主要表现为荨麻疹、湿疹和血管神经性水肿等。病变以皮疹为主，特点是剧烈瘙痒，多数有家族史。

知识链接

药店营销员在药物销售过程中，应提醒顾客，相应的药物可能会出现的药物过敏反应、反应的临床表现、发生反应可能引起的后果等。

四、防治原则

（一）查明变应原，避免与之接触

查明变应原，避免与之接触是预防Ⅰ型超敏反应发生最有效的方法。可通过询问过敏史、家族史来确定变应原，避免再次接触。

临床在使用可能引发超敏反应的药物前需进行皮肤过敏试验，最常见的是皮内试验，具体方法：将可疑变应原稀释后，取 0.1ml 在受试者前臂内侧做皮内注射，15～20 分钟后观察结果。若注射局部出现红晕、硬结，且直径 >1cm 为皮试阳性，表示受试者对该物质过敏。

（二）脱敏治疗

1. 异种免疫血清脱敏治疗法 对于抗毒素皮试阳性但又必须使用该抗毒素治疗疾病者，可采用小剂量、短时间（20～30分钟）、多次注射的方法进行脱敏治疗。但这种脱敏状态是暂时的，以后再次使用该抗毒素血清治疗，仍需做皮肤过敏试验。

2. 特异性变应原脱敏疗法 对已查明而难以避免的变应原如花粉、谷物、尘螨等，可采用小剂量、间隔时间逐渐延长（如每周2次至每周1次）、多次皮下注射相应变应原的方法进行脱敏治疗。

（三）药物治疗

针对Ⅰ型超敏反应发生的机制的主要环节，选择不同的药物，阻断、干扰或抑制超敏反应的进程，以达到治疗的目的。目前临床上常用的抗超敏反应药物有四类：①抑制生物活性介质合成和释放的药物，如阿司匹林、色甘酸二钠、氨茶碱、糖皮质激素；②生物活性介质拮抗剂，如苯海拉明、扑尔敏、异丙嗪等抗组胺药物；③改善效应器官反应性药物，肾上腺素、葡萄糖酸钙、氯化钙、维生素C等。

知识链接

中药也会发生药物过敏

在人们的传统观念中，药物过敏是属于西药的问题，但某些中药及中药制剂也会导致超敏反应的出现。比如有些药剂师在搬运、炮制中药饮片，研磨并粉碎中药颗粒的时候，会出现脸部红痒、浮肿，睁眼困难，打喷嚏、清涕不断的情况。在临床治疗过程当中，也有不少患者因为注射双黄连、清开灵、柴胡、茵栀黄等针剂而出现过敏性休克的病例。

第二节　Ⅱ型超敏反应

Ⅱ型超敏反应是发生于细胞膜上的抗原抗体反应，其结果是导致细胞或组织的破坏，因此又称为细胞毒型或细胞溶解型超敏反应。

一、Ⅱ型超敏反应发生机制

靶细胞表面的抗原，或细胞表面吸附的抗原、半抗原刺激机体产生 IgG、IgM 类抗体，该二类抗体与靶细胞表面的抗原结合形成抗原 – 抗体复合物；通过以下机制导致靶细胞溶解破裂：①激活补体，导致细胞溶解；②IgG、IgM 通过调理作用促进吞噬细胞对靶细胞的杀伤；③IgG 通过 ADCC 效应杀伤靶细胞（图 15 – 3）。

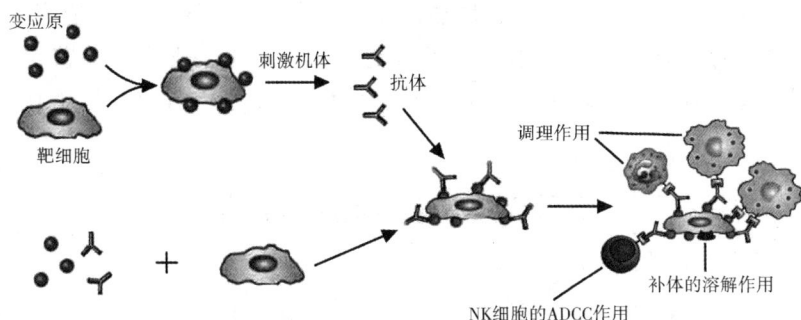

图 15 – 3　Ⅱ型超敏反应的发生机制

二、Ⅱ型超敏反应的特点

（1）IgG、IgM 参与。
（2）反应的结果是靶细胞溶解、破坏。
（3）常损害人体血细胞　如红细胞、血小板等。

三、常见疾病

（一）药物过敏性血细胞减少症

青霉素、磺胺类、安替比林、奎尼丁、非那西丁、苯海拉明等药物半抗原结合在血细胞上成为完全抗原，刺激机体产生相应抗体造成血细胞损伤，可表现为药物性溶血性贫血、粒细胞减少症、血小板减少性紫癜。

（二）输血反应

多发生于 ABO 血型不符合的输血所引起的红细胞溶解。可使红细胞溶解破坏引起溶血反应。

（三）新生儿溶血症

主要见于母子间 Rh 血型不合的第二胎妊娠，血型为 Rh 阴性的母亲再次妊娠 Rh 阳性的胎儿时，可引起流产或新生儿溶血。

（四）自身免疫性溶血性贫血

服用甲基多巴类药物，或某些病毒如流感病毒、EB 病毒感染机体后引起的红细胞表面抗原改变，导致体内产生红细胞自身抗体，与红细胞表面抗原结合后激活补体或巨噬细胞引起红细胞溶解，导致贫血。

知识链接

药物诱发的溶血性贫血是一种极易被忽视的超敏反应。急性发作的患者可出现血管内溶血，伴有心悸、头晕、畏寒、发热，部分患者可发生急性肾功能衰竭，休克及弥漫性血管内凝血（DIC）。随着抗生素的大量开发，临床上发现头孢菌素类、β - 内酰胺酶抑制剂类的抗生素、氟达拉滨等药物也同样会引起药物性溶血性贫血。

第三节　Ⅲ型超敏反应

Ⅲ型超敏反应又称为免疫复合物型或血管炎症型超敏反应，是一种以充血水肿、中性粒细胞浸润、组织坏死为主要特征的病理性免疫应答。

一、Ⅲ型超敏反应的发生机制

可溶性抗原进入机体后，诱导机体产生 IgG、IgM 抗体。当抗原量略多于抗体时，形成的中等大小可溶性免疫复合物可在血流中长期存在，随血液循环易沉积在毛细血管迂回曲折、血流缓慢且血压较高（如肾小球基底膜、关节滑膜等）的血管内皮细胞间隙当中，激活补体系统，吸引白细胞浸润和血小板活化，引起血管及其周围炎症反应和组织损伤。

二、Ⅲ型超敏反应的特点

（1）中等大小的可溶性免疫复合物沉积引起。
（2）参与抗体主要是 IgG 和 IgM。
（3）具有一定的个体差异。

三、常见疾病

（一）局部免疫复合物病

如 Arthus 反应及类 Arthus 反应。前者见于实验性局部Ⅲ型超敏反应；后者见于胰岛素依赖型糖尿病患者局部反复注射胰岛素后刺激机体产生相应 IgG 抗体，再次注射胰岛素即可在注射局部出现红肿、出血和坏死等类似 Arthus 反应的现象。

（二）全身免疫复合物病

1. 血清病　通常在初次接受大剂量抗毒素（如马血清）1～2 周后，机体出现发热、皮疹、关节肿痛，全身淋巴结肿大、荨麻疹等症状。主要是体内的动物血清尚未清除就产生了相应抗体，两者结合形成中等大小的可溶性循环免疫复合物所致。该病为自限性疾病，停用抗毒素后可自然恢复。

2. 链球菌感染后肾小球肾炎　一般发生于 A 族溶血性链球菌感染后 2～3 周，由体内产生的相应抗体与链球菌可溶性抗原如 M 蛋白结合后形成循环免疫复合物沉积在肾小球基底膜所致。

3. 慢性免疫复合物病　如系统性红斑狼疮、类风湿性关节炎等。类风湿性关节炎是由自身变性的 IgG 分子作为自身抗原，刺激机体产生抗变性 IgG 的自身抗体（临床上称类风湿因子），两者结合形成免疫复合物，反复沉积在小关节滑膜，引起类风湿性关节炎。

第四节　Ⅳ型超敏反应

Ⅳ型超敏反应又称为迟发型超敏反应，此型超敏反应发生较慢，通常在接触相同抗原后 24～72 小时出现炎症反应，引起以单个核细胞（巨噬细胞、淋巴细胞）浸润和组织损伤为主要特征的炎症反应。

一、Ⅳ型超敏反应的发生机制

Ⅰ型超敏反应与细胞免疫应答的机制基本一致，前者主要引起组织损伤，后者则以清除病原体或抗原异物为主，两者可同时存在。诱发此型超敏反应的抗原主要是胞内寄生菌、病毒、真菌、寄生虫、移植细胞抗原、药物（青霉素和磺胺类药物）和某些化学物质（油漆、染料、农药、化妆品）。

二、Ⅳ型超敏反应的特点

（1）发生缓慢（24～72 小时），消退也慢。
（2）由 T 细胞介导，抗体和补体系统不参与。
（3）病变特征是以单个核细胞浸润为主的炎症反应。
（4）一般无个体差异。

三、常见疾病

（一）感染性迟发型超敏反应

由胞内寄生菌如结核杆菌等、病毒、真菌等引起的感染，可使机体在产生细胞免疫的同时产生迟发型超敏反应，如结核病患者肺部空洞的形成、干酪样坏死。结核菌素试验为典型的实验性传染性迟发型超敏反应。

（二）接触性迟发型超敏反应

接触性皮炎通常是由于接触一些小分子半抗原物质，如某些药物（青霉素和磺胺类药物）、油漆、染料、农药、化妆品等引起。接触 24 小时左右出现皮炎、皮疹，48～72 小时后局部皮肤出现红肿、水泡，严重者可出现剥脱性皮炎。

（三）移植排斥反应

在进行同种异体组织器官移植时，如果供体与受体之间的组织相容性抗原不一致，供体组织可刺激受体产生致敏淋巴细胞，引起迟发型超敏反应，数周后移植器官被排斥、坏死、脱落。

避免因爱美摆酷，引发接触性皮炎

患者，女性，17 岁，接触染发剂约 24 小时后出现头皮刺痛和烧灼感。当晚用洗发液清洗，症状不能缓解并继续加重，头皮局部出现水泡，面部出现灼痛、肿胀，致睁眼困难。

染发剂中含有一些复杂的化学成分，甚至强致敏的化学物质如苯二胺等，如选择或使用不当，在使用前未做过敏测试，可能会引发接触性皮炎。

上述四型超敏反应各具特征（表 15-1）。同一变应原在不同机体可引起不同反应，而相似的临床表现也可由不同的变应原引起。所以，在临床实际中超敏反应常为混合型，但以某一型为主。此外，一种抗原在不同条件下也可引起不同类型的超敏反应，如青霉素，口服或输液可引起 I 型超敏反应、III 型超敏反应、IV 型超敏反应，结合于血细胞表面则可能引起 II 型超敏反应，而青霉素油膏局部应用时可引起 IV 型超敏反应。

表 15-1　四种类型超敏反应的比较

型别	免疫类型	参与成分	发生机制	常见疾病
I 型 （速发型）	体液免疫	IgE、肥大细胞、嗜碱粒细胞	IgE 与肥大细胞和嗜碱粒细胞结合——再次接触变应原——细胞脱颗粒，释放活性介质——作用于效应器官	过敏性休克、过敏性鼻炎、支气管哮喘、食物过敏、荨麻疹等
II 型 （细胞毒型）	体液免疫	IgG、IgM、补体、巨噬细胞、NK 细胞等	抗体与靶细胞表面抗原结合——在补体、吞噬细胞和 NK 细胞参与下——溶解靶细胞	输血反应、新生儿溶血症、药物过敏性血细胞减少症等
III 型 （免疫复合物型）	体液免疫	IgG、IgM、补体、中性粒细胞	中等大小的免疫复合物沉积于毛细血管，激活补体，吸引中性粒细胞，释放溶酶体酶，引起炎症反应；血小板聚集，血栓形成，导致缺血和出血	血清病、链球菌感染后肾小球肾炎、类风湿性关节炎等
IV 型 （迟发型）	细胞免疫	CD4$^+$T 细胞 CD8$^+$T 细胞	抗原刺激 T 细胞致敏，相同抗原的再次接触使 T 细胞活化，直接杀伤靶细胞或产生多种细胞因子，引起炎症反应	传染性超敏反应、接触性皮炎、移植排斥反应等

目标检测

一、填空题

1. 引起超敏反应的抗原物质称为＿＿＿＿＿＿＿＿＿＿。

2. 临床使用青霉素前首先要先进行＿＿＿＿＿＿＿＿＿＿。

3. I 型超敏反应的发生有两个阶段：＿＿＿＿＿阶段和发敏阶段。

4. _____型超敏反应与细胞免疫的机制完全相同。

5. 药物过敏性血细胞减少症是由_____型超敏反应引起。

二、单项选择题

1. 以下哪项不属于Ⅰ型超敏反应性疾病

    A. 青霉素过敏性休克   B. 花粉过敏引起哮喘   C. 皮肤荨麻疹

    D. 红细胞溶解破坏导致的输血反应   E. 过敏性鼻炎

2. 青霉素可以引起哪型超敏反应

    A. Ⅰ型超敏反应   B. Ⅱ型超敏反应   C. Ⅲ超敏反应   D. Ⅳ超敏反应

    E. 以上均可

3. 属于Ⅱ型超敏反应的疾病是

    A. 新生儿溶血症   B. 系统性红斑狼疮   C. 血清病   D. 接触性皮炎

    E. 青霉素过敏性休克

4. 下列哪一种疾病的发病机制属于Ⅳ型超敏反应

    A. 过敏性休克   B. 血清病   C. 类风湿关节炎   D. 接触性皮炎

    E. 支气管哮喘

5. Ⅰ型超敏反应发生的过程包括

    A. 发敏阶段、脱敏阶段   B. 致敏阶段、发敏阶段   C. 致敏阶段、脱敏阶段

    D. 发敏阶段、减敏阶段   E. 减敏阶段、脱敏阶段

6. 与Ⅰ型超敏反应的发生有关的抗体是

    A. IgG   B. IgM   C. IgA   D. IgE   E. IgD

7. 关于Ⅰ~Ⅳ型超敏反应的比较，正确的是

    A. Ⅰ型超敏反应发生缓慢   B. Ⅱ型超敏反应只发生生理功能紊乱

    C. Ⅲ型超敏反应无抗体参与   D. Ⅰ型超敏反应无个体差异

    E. Ⅳ型超敏反应与细胞免疫反应机制相同

8. 查明变应原最常用的方法是

    A. 血清 IgE 检测   B. 皮内试验   C. 询问过敏史   D. 肥大细胞数量检测

    E. 询问家族史

9. 属于Ⅲ型超敏反应性疾病的是

    A. 过敏性荨麻疹   B. 输血反应   C. 类风湿性关节炎   D. 过敏性休克

    E. 接触性皮炎

10. 不属于Ⅳ型超敏反应特点的是

    A. 无抗体参与   B. 反应迅速   C. 属于细胞免疫   D. 导致组织损伤

    E. T 细胞参与

（吴诗媛）

第十六章
免疫学应用

学习目标

1. 掌握　人工自动免疫与人工被动免疫的概念、特点和制剂。
2. 熟悉　抗原抗体反应的特点与应用。
3. 了解　儿童计划免疫的程序、免疫检测的方法、免疫治疗的常见类型。

知识链接

第一个被疫苗消灭的疾病

天花是由天花病毒所致的烈性传染病，其传染性强，病死率高，无治疗方法。公元 16 世纪，中国人开始应用一些措施来预防天花：挑取恢复期患者的痘痂研磨成粉末，用银管吹入健康人的鼻腔中。这是人类史上最早使用人工自动免疫的方式来预防疾病的记录，虽然这种方式并不安全。1796 年，英国医生琴纳发明的牛痘疫苗接种成功，人们开始长期、广泛地使用牛痘苗。1979 年 10 月 26 日，WHO 宣布，天花已在全球绝迹。这是人类历史上第一个使用疫苗消灭的传染病。

第一节　免疫学预防

免疫学预防就是通过人工免疫的方式输入抗原或者抗体，使机体产生或者获得某种特异性的免疫力来预防疾病的措施。免疫预防在人类抵抗传染病的斗争中发挥了巨大的作用，使得某些高发病率及高死亡率的疾病被消灭或得到有效控制。人工免疫的方法包括人工自动免疫和人工被动免疫。

一、人工自动免疫

（一）概念与特点

人工自动免疫是给机体接种含有抗原性的物质如疫苗等，使机体主动产生特异性免疫力的方法，又称为人工主动免疫。其特点：①输入物质是抗原；②发挥作用的潜伏期较长，产生免疫效果较慢；③免疫力维持时间较长，一般可达半年至数年；④主要用于疾病预防。

（二）生物制剂

用于人工自动免疫的生物制剂包括疫苗和类毒素。疫苗是将病原微生物及其代谢产物，经过人工减毒、灭活或利用基因工程等方法制成的用于预防传染病的自动免疫制剂。

1. 灭活疫苗　又称死疫苗，是选用免疫原性强的病原体，经理化方法使其失去活性制备而成的生物制剂。灭活疫苗的优点是安全、稳定、易运输和保存。

2. 活疫苗　是用减毒或无毒力的活的微生物制成。活疫苗的有效期短和热稳定性差，对运输、保存条件要求较高，具有回复突变的危险性，需进行低温保存。孕妇及免疫缺陷患者一般不宜接种此类疫苗（表16-1）。

表 16-1　死疫苗与活疫苗的区别

		死疫苗	活疫苗
接种次数		多次	一次
稳定性		稳定	不稳定
保存		容易（4℃，1年）	不易（4℃，数周）
常用疫苗		百日咳、乙脑、伤寒、狂犬疫苗等	脊髓灰质炎、麻疹、腮腺炎、卡介苗等

3. 类毒素　将细菌外毒素经甲醛处理后，使其失去毒性但保留免疫原性即为类毒素，可刺激机体产生抗毒素。目前在儿童计划免疫程序中使用的百白破三联疫苗即是用白喉类毒素、百日咳死疫苗和破伤风类毒素混合制成，一次注射可同时预防三种疾病。

4. 新型疫苗

（1）自身疫苗　从患者自身病灶中分离出的病原体经处理制成的死疫苗，再给患者自身进行多次皮下注射，用以治疗反复发作且对抗生素治疗无效的慢性化脓性感染。

（2）亚单位疫苗　去除病原体中与产生保护免疫无关的成分制作而成的疫苗。这种新型疫苗不但能提高接种的免疫效果，免疫作用稳定，还能降低机体的不良反应。目前研制成功的有脑膜炎奈瑟菌多糖疫苗、乙型肝炎表面抗原疫苗等。

（3）其他疫苗　合成肽疫苗、基因工程疫苗（包括DNA疫苗、重组载体疫苗）、结合疫苗、微胶囊可控缓释疫苗、变应原疫苗等。

知识链接

宫颈癌疫苗的"真相"

近年来，宫颈癌每年的新发病例有十多万，患者有呈年轻化的趋势。宫颈癌与人乳头瘤病毒（HPV）高危型的持续性感染密切相关。有效地控制HPV感染，能降低宫颈癌的发病率，但目前尚无治疗 HPV 的特效药物，HPV 的感染主要靠预防为主。因此，HPV 疫苗又被称为宫颈癌疫苗。自从首支宫颈癌疫苗于 2006 年上市以来，已惠及全世界 100 多个国家和地区，包括中国的香港、澳门和台湾。

（三）计划免疫

计划免疫是根据传染病疫情监测和人群免疫水平，有计划地使用疫苗进行预防接种，以提高人群免疫水平，最终达到控制乃至消灭相应传染病的目的而采取的重要措施。根据粤卫办〔2008〕62 号文，目前广东省实施的儿童计划免疫程序见表 16 - 2。

表 16 - 2　广东省国家免疫规划疫苗免疫程序

年龄	疫苗名称										
	乙肝疫苗	卡介苗	脊灰疫苗	百白破疫苗	白破疫苗	麻疹疫苗	麻腮风疫苗	乙脑减毒活疫苗	A 群流脑疫苗	A + C 群流脑疫苗	甲肝减毒活疫苗
出生	第1剂	1剂									
1月龄	第2剂										
2月龄			第1剂								
3月龄			第2剂	第1剂							
4月龄			第3剂	第2剂							
5月龄				第3剂							
6月龄	第3剂								接种2剂次，第1、2剂次间隔3个月。		
8月龄						1剂		第1剂			
18月龄				第4剂			1剂				1剂
24月龄								第2剂			
3周岁										第1剂	
4周岁			第4剂								
6周岁					1剂					第2剂	

二、人工被动免疫

（一）概念与特点

人工被动免疫是给机体输入特异性抗体或细胞因子等制剂，使机体立刻获得特异性免疫力的方法。其特点：①输入的物质是抗体如免疫球蛋白等；②输入后能立刻获得特异性免疫力；③免疫力维持时间短（2～3 周）；④主要用以治疗或紧急预防感染性疾病。

（二）生物制剂

1. 抗毒素　用类毒素反复多次注射动物（一般为马），待其产生大量抗毒素后采血再浓缩纯化而制成的免疫血清。主要用于外毒素所致疾病的治疗和紧急预防。常用的有破伤风抗毒素、白喉抗毒素、气性坏疽抗毒素等。

2. 人免疫球蛋白制剂 包括胎盘球蛋白（提取自健康产妇的胎盘血，主要含 IgG 类抗体）和血浆丙种球蛋白（提取自正常成人血浆，含 IgG、IgM 等抗体）。它们都含有在人群中经常流行的一些病原微生物的抗体。主要用于麻疹、甲型肝炎等病毒性疾病的紧急预防和治疗。

人工自动免疫和被动免疫的比较见表 16 – 3。

表 16 – 3 人工自动免疫和人工被动免疫的比较

项目	人工自动免疫	人工被动免疫
输入物质	抗原（疫苗、类毒素）	抗体（抗毒素、免疫球蛋白）
产生免疫力时间	慢（2~3 周）	快（输入即生效）
免疫力维持时间	较长，数月至数年	较短，2~3 周
主要用途	预防传染性疾病、抗肿瘤	治疗或紧急预防疾病、抗肿瘤、调节机体免疫功能

知识链接

疫苗的接种反应

任何用于人体的药品都会有一定的不良反应，疫苗也不例外。这些不良反应一般表现为多种症状，最常见的有发热、头痛、烦躁不安、心肌及脑部炎症等。不良反应的发生与多种因素相关，如与疫苗的抗原特性、疫苗的生产工艺中对杂质的控制清除情况以及接种者体质的个体差异都有关系。

第二节 免疫检测

免疫学检测是指利用免疫学的方法检测病原体、疾病相关因子及机体的免疫功能状态的方法，主要包括抗原或抗体检测、免疫细胞功能测定。

一、抗原或抗体的检测

在一定的条件下（电解质、pH、温度等），可根据抗原抗体在体外发生的特异性结合这一特点，观察反应后出现凝集、沉淀等可见现象来定性或定量检测相应的抗体或抗原。常见方法见表 16 – 4。

表 16 – 4 常见的抗原、抗体检测类型

类型	主要技术类型	应用
免疫标记技术	酶免疫技术 金免疫技术 化学发光免疫技术	抗原、抗体的定性或定量检测，如测定 HCG、抗 – HIV、乙型肝炎病毒"两对半"检测等，特点是快速、微量、应用广泛

类型	主要技术类型	应用
凝集反应	直接凝集反应 间接凝集反应	抗原、抗体的定性或定量检测，如血型鉴定、细菌鉴定等
沉淀反应	免疫浊度分析 免疫电泳技术 凝胶内沉淀	抗原、抗体的定性或定量检测，如测定 Ig、补体的含量等

二、免疫细胞功能测定

免疫细胞功能测定主要检测参与免疫应答的各种细胞的数量和功能的方法，常用于某些疾病的诊断，免疫治疗或预防接种之后机体免疫状态的评估。常见方法见表 16 - 5。

表 16 - 5　免疫细胞功能检测的主要方法

项目	方法	意义	
T 淋巴细胞	流式细胞术	升高：见于系统性红斑狼疮、慢性活动性肝炎等	降低：见于应用免疫抑制剂、放疗、艾滋病等
B 淋巴细胞	流式细胞术	升高：见于慢性细菌感染、自身免疫性疾病、慢性肝病等。	降低：原发性 B 细胞缺陷，严重联合型免疫缺陷

第三节　免疫治疗

机体的免疫功能低下或者免疫功能亢进，会导致免疫缺陷、肿瘤或自身免疫性疾病的发生。免疫治疗是指针对机体低下或亢进的免疫状态，人为地增强或抑制机体的免疫功能以达到治疗疾病的方法。根据用途不同，免疫治疗可分为免疫功能调节、免疫重建、免疫替代疗法。

一、免疫功能调节

免疫功能调节就是通过人为地使用免疫调节物质调节机体的免疫应答状态，使机体免疫功能达到或接近正常水平。免疫功能调节分为免疫增强和免疫抑制两种方式。免疫增强疗法适用于免疫功能低下的患者。免疫抑制疗法常用于自身免疫、器官移植、超敏反应性疾病的预防和治疗（表 16 - 6）。

二、免疫重建

免疫重建是给免疫缺陷患者移植正常人的造血干细胞或淋巴细胞，恢复其免疫功能。主要手段有骨髓移植和胚胎干细胞移植。可用于严重的造血系统疾病、免疫系统疾病的治疗。

表 16 - 6　常用免疫调节药物

项目	分类	常用药物	应用
免疫增强剂	化学合成药物	左旋咪唑、西咪替丁	治疗传染病、免疫缺陷病、抗肿瘤
	多糖制剂	灵芝多糖、香菇多糖	
	微生物制剂	卡介苗、活性乳杆菌	
	免疫因子	转移因子、免疫核糖核酸、胸腺素	
	中药	灵芝、冬虫夏草、黄芪、蜂胶	
免疫抑制剂	化学合成药物	环磷酰胺、硫唑嘌呤、6 - 巯基嘌呤	治疗自身免疫性疾病、抗移植排斥反应
	糖皮质激素	泼尼松、地塞米松	
	微生物产物	环孢素 A、他克莫司（FK - 506）	
	生物制剂	单克隆抗体、抗淋巴细胞球蛋白	
	中药	雷公藤、青蒿素	

三、免疫替代疗法

免疫替代疗法是因集体缺乏某种免疫活性物质，通过给机体输入该物质来维持免疫功能。如对性联无丙种球蛋白血症患者，持续输入正常人免疫球蛋白，可在较长时间内维持其生命。

目标检测

一、填空题

1. 人工自动免疫是指给机体输入_____类物质。
2. 人工被动免疫是指给机体输入_____类物质。
3. 人工自动免疫常用的制剂有_____和_____。
4. 人工被动免疫常用的制剂有_____和_____。
5. 疫苗是一种_____性的免疫制剂。

二、单项选择题

1. 注射哪种物质属于人工自动免疫
   A. 破伤风抗毒素　　B. 青霉素　　C. 卡介苗　　D. 胎盘球蛋白
   E. 人免疫球蛋白
2. 用于人工被动免疫的制剂有
   A. 活疫苗　　B. 抗毒素　　C. 类毒素　　D. 外毒素　　E. 内毒素
3. 以下哪个不属于免疫治疗的范围
   A. 注射类毒素　　B. 骨髓移植　　C. 输入免疫活性物质　　D. 免疫增强疗法
   E. 免疫抑制疗法
4. 关于人工自动免疫和人工被动免疫，描述错误的是
   A. 自动免疫主要用于免疫预防　　B. 被动免疫输入的是抗原

  C. 自动免疫产生效果缓慢 D. 被动免疫维持时间短

  E. 自动免疫维持时间长

5. 免疫重建是给患者输入

  A. NK 细胞 B. 树突状细胞 C. 造血干细胞或淋巴细胞 D. 抗体

  E. 巨噬细胞

（吴诗媛）

第三篇

常见病原生物

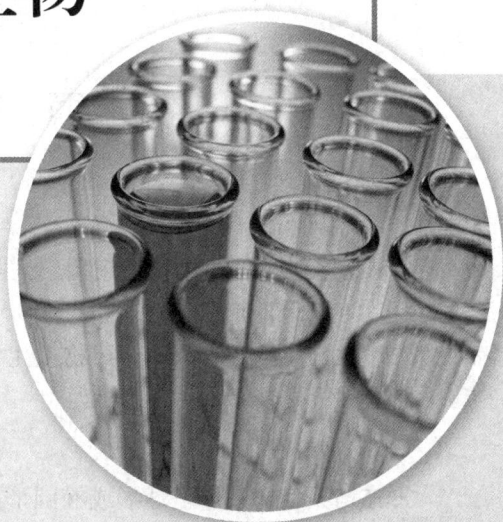

第十七章
常见病原性细菌

学习目标

1. 掌握 葡萄球菌、链球菌、痢疾志贺菌、伤寒沙门菌、破伤风梭菌、结核分枝杆菌的致病性。
2. 熟悉 葡萄球菌、链球菌的生物学性状，大肠埃希菌细菌卫生学意义。
3. 了解 其他常见细菌的致病性。

第一节 病原性球菌

一、葡萄球菌

葡萄球菌是最常见的化脓性细菌，人类80%以上的化脓性感染由它引起。分布广泛，一般人的鼻咽部带菌率约20%～50%，而医务人员带菌率高达70%以上，成为医院内交叉感染的重要传染源。在药物微生物限定标准中明确规定，眼科制剂、外用药物等不得检出葡萄球菌。

（一）生物学性状

1. 形态与染色 菌体呈球形或椭圆形，直径约1μm，排列不规则，常堆聚成葡萄串状，革兰染色阳性（图17-1）。

2. 培养特性 营养要求不高，需氧或兼性厌氧，在普通培养基上生长良好。菌种不同可产生不同的脂溶性色素，如金黄色、白色或柠檬色。在血琼脂平板上多数致病性葡萄球菌可形成透明溶血环。

3. 抵抗力 葡萄球菌对理化因素的抵抗力比较强。在干燥的脓汁或痰液中可存活数月，加热至80℃，30分钟才被杀死。对青霉素、红霉素及庆大霉素等高度敏感但易产生耐药性。近年来耐药菌株逐年增多，如对青霉素的耐药株已达90%以上。

4. 分类 根据葡萄球菌的色素、生化反应及是否产生血浆凝固酶等，可将此菌分三类，分别是金黄色葡萄球菌、表皮葡萄球菌和腐生葡萄球菌（表17-1）。

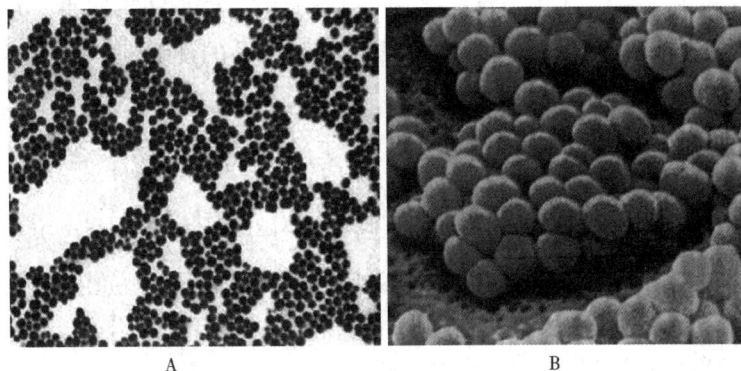

图 17 – 1 葡萄球菌
（A：×1000 倍； B：×13 000 倍）

表 17 – 1 三种葡萄球菌的主要性状比较

性状	金黄色葡萄球菌	表皮葡萄球菌	腐生葡萄球菌
菌落色素	金黄色	白色	白色或柠檬色
血浆凝固酶	+	—	—
甘露醇发酵	+	—	—
α – 溶血素	+	—	—
致病性	强	弱	无

（二）致病性

1. 致病物质 包括侵袭性酶和多种毒素。

（1）血浆凝固酶 是一种能使含有枸橼酸钠或肝素等抗凝剂的人或兔血浆发生凝固的酶类物质。致病株大多能产生此酶，非致病株一般不产生，因此，血浆凝固酶是鉴别葡萄球菌有无致病性的重要指标。血浆凝固酶可使血浆中的纤维蛋白原变成纤维蛋白，沉积在菌体表面，阻止吞噬细胞对细菌的吞噬及杀菌物质的杀伤作用，同时也限制了病灶中细菌的扩散，使病灶的脓汁变得黏稠。

（2）肠毒素 是一组性质稳定、耐热的可溶性蛋白质，100℃，30 分钟不被破坏。食入被足量肠毒素污染的食物，可致食物中毒。

（3）溶血毒素 一种外毒素，能溶解多种哺乳动物的红细胞，对白细胞、血小板和多种组织细胞均有损伤作用。

（4）杀白细胞毒素 不耐热，能破坏中性粒细胞和巨噬细胞。

2. 所致疾病 有侵袭性和毒素性两种类型。

（1）侵袭性疾病 主要引起化脓性炎症。皮肤软组织感染主要有疖、痈、毛囊炎、蜂窝织炎、伤口化脓等；内脏器官感染主要有气管炎、肺炎、脓胸等；全身感染包括败血症和脓毒血症。

（2）毒素性疾病 由金黄色葡萄球菌产生的多种外毒素引起。常见的有：①食物中毒，常于进餐后 1～6 小时出现症状，先有恶心、呕吐、上腹痛，继而腹泻。呕吐最为突出。多数患者病后 1~2 天内自行恢复，预后良好。②假膜性肠炎，是一种菌群失调性肠炎。在不规范使用广谱抗生素的情况下，肠道中的优势菌如大肠埃希菌等被大量杀灭后，耐药的葡萄球菌趁机大量繁殖并产生肠毒素，引起以腹泻为主要症状的肠炎，其特点是肠黏膜覆盖炎性假膜。

（三）防治原则

注意个人卫生，严格执行消毒，防止医院内交叉感染；加强食品药品卫生监督管理；合理使用抗生素，治疗应根据药物敏感试验结果，选用敏感抗生素治疗。

二、链球菌

（一）生物学性状

1. 形态与染色 革兰阳性，球形或椭圆形，直径 $0.5 \sim 1.0 \mu m$，链状排列（图17 – 2）。

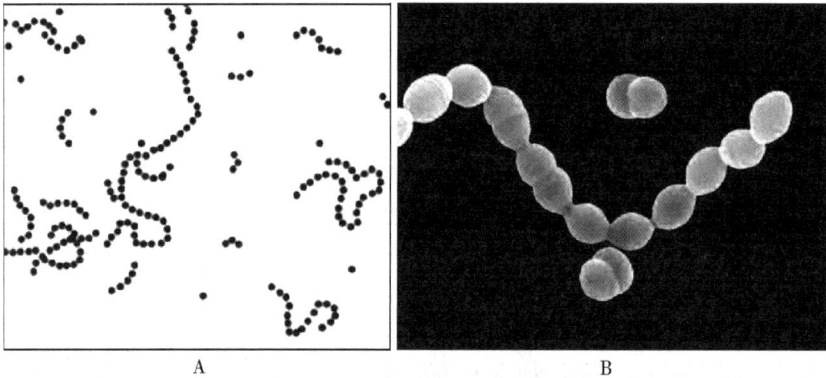

图 17 – 2 链球菌
（A：光镜 ×1000 倍；B：电镜扫描 ×13 000 倍）

2. 培养特性 兼性厌氧菌，营养要求高，需在含血清或血液的培养基上才能生长。

3. 抵抗力 不强，60℃ 30 分钟即死亡，在干燥尘埃中可存活数月，溶血性链球菌对青霉素、红霉素和磺胺类药物敏感且极少产生耐药。

4. 分类 根据溶血现象可将其分为 3 类：

（1）甲型溶血性链球菌 菌落周围有狭窄的草绿色溶血环，故又称草绿色链球菌，为条件致病菌。

（2）乙型溶血性链球菌 菌落周围有宽大的透明的溶血环，又称溶血性链球菌，致病性强，常引起人类多种疾病。

（3）丙型链球菌 菌落周围无溶血环，又称不溶血性链球菌，无致病性。

（二）致病性

1. 致病物质 比较复杂，主要包括以下几种。

（1）菌体表面结构 M 蛋白具有抗吞噬作用，为重要的侵袭因素。

（2）侵袭性酶类　①透明质酸酶，能分解细胞间质的透明质酸；②链激酶，能激活血液中的纤维蛋白溶酶原为纤维蛋白溶酶，可溶解血块或阻止血浆凝固；③链道酶，能分解脓液中具有高度黏性的DNA（脱氧核糖核酸），使脓汁稀薄。上述3种酶的共同作用，使链球菌引起的感染灶易于扩散，脓液稀薄。

（3）毒素　①溶血毒素，有溶解红细胞、杀死白细胞及损伤心肌的作用，主要有溶血素O和溶血素S。其中溶血素O对氧敏感，免疫原性强，感染链球菌14~20天后，85%以上的患者血中可出现抗"O"抗体。②红疹毒素，又称猩红热毒素，是引起猩红热的主要致病物质。

2. 所致疾病　链球菌所致疾病中90%由A群链球菌引起，传染源主要是患者和带菌者，主要是通过空气飞沫、皮肤伤口等途径传播，引起的疾病有三类。

（1）化脓性感染　丹毒、淋巴管炎、蜂窝织炎、痈、脓疱疮、化脓性扁桃体炎、咽炎、鼻窦炎、中耳炎等。

（2）中毒性疾病　猩红热，儿童多见，一种急性呼吸道传染病，临床表现为发热、咽炎及全身弥漫性鲜红皮疹。

（3）超敏反应性疾病　某些人经链球菌感染后，特别是患扁桃体炎或咽峡炎后，约2~3周，可发生风湿热或急性肾小球肾炎。

知识链接

患慢性中耳炎，由于黏稠分泌物存在，使药物很难达到中耳部，常常在制剂中加入溶菌酶、透明质酸酶等，能淡化分泌物，促进药物分散，加速肉芽组织再生。

（三）防治原则

讲究卫生，及时治疗患者和带菌者，控制和减少传染源；早期彻底治疗咽炎，扁桃体炎，防止风湿热、急性肾小球肾炎的发生；治疗链球菌感染可用青霉素、红霉素、磺胺等药物。

三、其他病原性球菌

其他常见病原性球菌见表17-2。

表17-2　其他常见病原性球菌

菌名	形态染色	致病物质	传染途径	所致主要疾病
肺炎链球菌	G$^+$，成双排列，菌体呈矛头形，宽端相对，有荚膜	荚膜	呼吸道	大叶性肺炎
脑膜炎奈瑟菌	G$^-$，成双排列，菌体呈肾形，凹面相对，有荚膜	菌毛，荚膜，内毒素	呼吸道	流行性脑脊髓膜炎（流脑）
淋病奈瑟菌	G$^-$，成双排列，菌体呈肾形，凹面相对，有荚膜	菌毛，荚膜内毒素	主要通过性接触	淋病

第二节 肠 道 杆 菌

肠道杆菌是一大群寄居在人和动物肠道中、生物学性状相似的革兰阴性杆菌,广泛分布于土壤、水和腐物中。其中大多数为正常菌群,少数是致病菌。肠道杆菌种类繁多,常见的菌属有埃希菌属、志贺菌属和沙门菌属等,其大小形态相似,具有下列特点。

1. 形态与结构 中等大小的革兰阴性杆菌,无芽孢,大多有菌毛,多数有周鞭毛,少数有荚膜,无芽孢。

2. 培养特性 兼性厌氧或需氧,营养要求不高,在普通培养基上生长良好。

3. 生化反应 活泼,能分解多种糖和蛋白质,产生不同的代谢产物,可用于细菌的鉴别。

一般大肠埃希菌等非致病菌能分解乳糖,致病菌则不分解。因此根据乳糖发酵试验可初步鉴定肠道致病菌和非致病菌。

4. 抵抗力 弱,对热和一般消毒剂敏感。

一、大肠埃希菌属

大肠埃希菌,简称大肠杆菌,是埃希菌属临床最常见、最重要的菌种。在婴儿出生数小时后进入肠道,并终生相伴。

(一)生物学性状

本菌属具有肠道杆菌的共同特性,有周鞭毛,能运动,多数有菌毛(图17-3)。大肠埃希菌能分解乳糖产酸,故在肠道选择培养基上形成有色的菌落,可与志贺属、沙门菌属相区别。

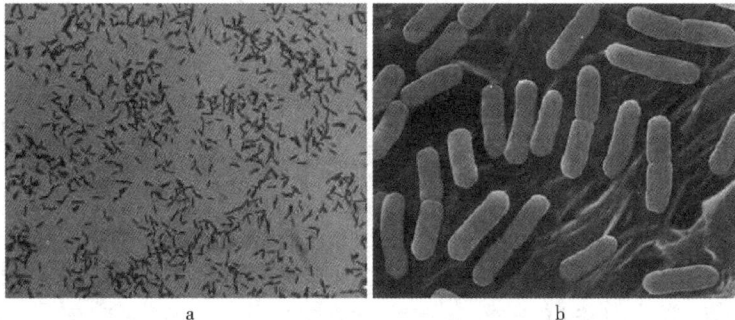

图17-3 大肠埃希菌
a图:光镜×1000;b图:电镜扫描×13 000

(二)致病性

1. 致病物质 主要有黏附素和肠毒素。

(1)黏附素 似菌毛,具有黏附泌尿道及肠道黏膜的功能。

（2）肠毒素　外毒素，可引起腹泻，由致病性大肠埃希菌产生。

2. 所致疾病　常引起肠外感染和肠道感染。

（1）肠外感染　作为条件致病菌侵入肠外组织器官，可引起化脓性感染。如尿路感染、膀胱炎、肾盂肾炎，也引起腹膜炎、阑尾炎等，为内源性感染。免疫力低下者可引起败血症，甚至引起新生儿大肠埃希菌脑膜炎。

（2）肠道感染　由致病性大肠埃希菌引起，主要表现为腹泻，为外源性感染。

3. 细菌卫生学检查　大肠埃希菌随粪便排出，可污染周围环境、水源及食品，样品中检出大肠埃希菌愈多，表示粪便污染愈严重，间接表明有肠道致病菌污染的可能。因此在卫生学中，常以大肠菌群作为药品食品及饮水等被粪便污染的检查指标之一。如每 1000ml 饮用水中大肠埃希菌群数不得超过 3 个。

知识链接

凡在被检药物中检出大肠埃希菌，说明该药物曾被粪便所污染。患者服用后，有被粪便中可能存在的其他肠道致病菌和寄生虫卵等病原体感染的危险。按规定口服药物不得检出大肠埃希菌。

（三）防治原则

改善公共卫生条件，加强饮食卫生和水源管理。治疗用磺胺类药物、链霉素、诺氟沙星等。耐药性非常普遍，因此抗生素的治疗应在药物敏感试验的指导下进行。

二、志贺菌属

志贺菌属是人类肠道致病菌，是引起细菌性痢疾最常见的病原体，俗称痢疾杆菌。

（一）生物学性状

本菌属与其他肠杆菌所不同的是细菌无鞭毛，动力试验阴性（图 17-4）。志贺菌属抵抗力弱，加热 60℃，10 分钟即可杀死。对酸及一般消毒剂敏感。

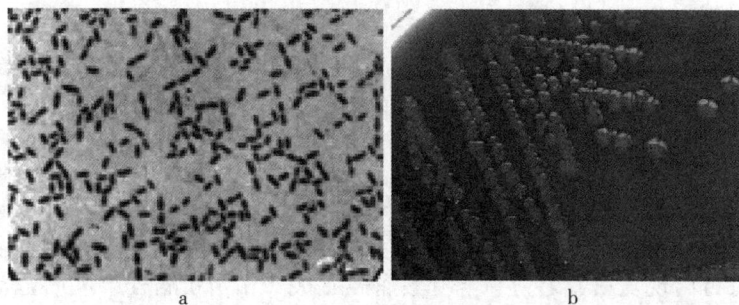

图 17-4　志贺菌
a. 痢疾志贺菌在光学显微镜下形态　b. 宋内志贺菌在 SS 平板生长情况

（二）致病性

1. 致病物质 包括菌毛和内毒素，个别菌株亦能产生外毒素。其中菌毛构成细菌的侵袭力，具有黏附作用。内毒素使肠壁通透性增高，促进毒素吸收；破坏肠黏膜，形成炎症、溃疡；作用于肠壁自主神经系统，导致肠功能紊乱。外毒素多由 A 群志贺菌产生，具有神经毒性、细胞毒性和肠毒性，可引起神经麻痹、细胞坏死和水样腹泻。

2. 所致疾病 志贺菌引起的细菌性痢疾（简称菌痢），经消化道传播，传染源是患者和带菌者。

（1）急性菌痢 起病急，有明显临床症状，如发热、腹痛、水样腹泻、脓血便和里急后重。病程短，预后好。急性菌痢中有一种中毒性菌痢，以儿童常见，无明显肠道症状，主要表现为全身中毒症状，如突发高热、惊厥、昏迷等，病情凶险，病死率高。

（2）慢性菌痢 病情迁延不愈，超过 2 个月，反复发作，时轻时重。

（三）防治原则

加强饮用水、食品卫生管理，防蝇灭蝇，是预防菌痢的重要措施。在流行季节，口服减毒活疫苗进行特异性预防。治疗用磺胺类药或盐酸小檗碱等，也可用诺氟沙星、氧氟沙星等。

三、沙门菌属

沙门菌属中的型别繁多，其中仅少数对人有致病性，如伤寒沙门菌，甲、乙、丙型副伤寒沙门菌，部分沙门菌是人兽共患病的病原菌，亦可引起人类食物中毒或败血症。

（一）生物学性状

革兰阴性杆菌，无芽孢，无荚膜，大多数有周鞭毛及菌毛。兼性厌氧，在普通培养基上生长良好，因不分解乳糖，故在 SS 培养基等肠道培养基上形成无色的菌落。抗原结构复杂，主要有菌体抗原（O 抗原）、鞭毛抗原（H 抗原）和毒力抗原（Vi 抗原），与细菌分群和分型有关。抵抗力弱，60℃，15 分钟即可被杀死。

（二）致病性

1. 致病物质 包括由菌毛（黏附作用）和 Vi 抗原（抗吞噬作用）组成的侵袭力、内毒素（毒性较强，是其主要致病物质）和肠毒素（引起食物中毒）。

2. 所致疾病

（1）伤寒和副伤寒 统称肠热症，传染源为患者及带病者。潜伏期 7～12 天。病菌随污染的食物进入消化道后，侵入小肠壁及肠系膜淋巴组织繁殖入血，引起第一次菌血症，患者可出现发热、乏力、全身酸痛等症状（相当于病程第 1 周）。细菌随血流进入骨髓、肝、脾、肾和胆囊等器官并在其中繁殖后，再次入血造成第二次菌血症，并释放大量内毒素。此时是病程第 2～3 周，患者出现持续高热、相对缓脉，皮肤玫瑰疹，肝脾大，粒细胞减少等全身中毒症状。胆囊中细菌可随胆汁进入肠道，一部分随粪便排出，另一部分再次侵入肠壁淋巴细胞，引起局部Ⅳ型超敏反应，导致肠壁溃疡和坏死，严重者发生肠出血、肠穿孔等并发症。肾脏中的细菌随尿排出；若无并发症，第3周后病情开始好转，病程约4周。部分患者细菌存留在胆囊，成为无症状带菌者，可不断随粪便排菌污染环境，成为重要传染源。

（2）食物中毒 最常见，由于食入大量猪霍乱沙门菌、肠炎沙门菌等污染的食物引起，一般多在2～3天自愈，不易形成带菌者。

（3）败血症 多见于儿童及免疫力低下的成人。

3. 免疫力 肠热症病后可获得牢固免疫力，以细胞免疫为主。

（四）防治原则

及时发现、隔离，治疗患者及带菌者，控制传播来源。加强饮水卫生及粪便管理，切断传播途径。接种伤寒及副伤寒疫苗以提高人群的特异性免疫力。目前使用的有效治疗药物是环丙沙星。

第三节 弧 菌 属

弧菌属是一大类短小、弯曲呈弧状的革兰阴性细菌，大多为非致病菌，对人致菌的最主要的是霍乱弧菌和副溶血性弧菌（表17－3）。

表17－3 弧菌属常见致病菌

菌名	形态与染色	传染途径	所致疾病
霍乱弧菌	G⁻，菌体呈弧形或逗点状，单鞭毛	消化道	霍乱
副溶血性弧菌	G⁻，菌体呈弧形或或球状，单鞭毛	消化道	食物中毒

（汤群辉）

第四节 厌氧性细菌

厌氧性细菌是一群必须在无氧环境中才能生长繁殖的细菌，包括厌氧芽孢梭菌和无芽孢厌氧菌两大类。

一、厌氧芽孢梭菌

厌氧芽孢梭菌均为革兰阳性大杆菌，芽孢直径比菌体宽，使菌体膨大呈梭状，故称梭菌。多数必须在严格厌氧条件下才能生长，少数可在微氧环境中繁殖，大部分为腐生菌。能引起人类疾病的主要有破伤风梭菌、产气荚膜梭菌和肉毒梭菌。

（一）破伤风梭菌

破伤风梭菌是破伤风的病原菌。广泛分布于自然界，以土壤、人和动物肠道中多见。

1. 生物学性状 革兰阳性细长杆菌，芽孢正圆形位于菌体一端，其直径大于菌体横径，呈鼓槌状（图17-5），有周鞭毛，无荚膜。芽孢形成后易转为革兰阴性。创伤内细菌常为革兰阴性，不易查见芽孢。专性厌氧，常用疱肉培养基培养。芽孢抵抗力强，通常能耐煮沸1小时，土壤中可存活数十年，高压蒸汽121.3℃ 15~30分钟、干热160~170℃ 1~2小时可将其杀死。其繁殖体对青霉素敏感。

2. 致病性与免疫性

（1）致病条件 本菌主要经伤口感染，对伤口污染率较高。但是否会引起感染并致病，重要条件是局部能否造成厌氧微环境：①深而狭窄的伤口（如刺伤），混有泥土和异物；②大面积创伤、烧伤，坏死组织多，局部组织缺血；③同时有需氧菌混合感染的伤口等均易造成厌氧环境。

（2）致病物质 本菌能产生破伤风溶血毒素和破伤风痉挛毒素。前者可溶解红细胞但与致病性无

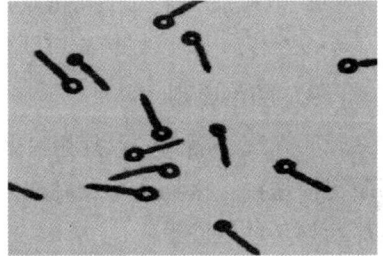
图17-5 破伤风梭菌（×1000）

关，后者是一种嗜神经毒素，对脑干神经和脊髓前角细胞有高度亲和力。破伤风痉挛毒素的毒性很强，对人的致死量小于1μg，但不耐热，65℃，30分钟可被破坏，也易被蛋白酶分解，故在胃肠道内无致病作用。

破伤风痉挛毒素进入血液后随血流到达中枢神经系统，与脑干和脊髓前角运动神经细胞有高度的亲和力，能阻止抑制性神经介质的释放，致使伸肌和屈肌同时强烈收缩，骨骼肌强直性痉挛（俗称抽搐）。

（3）所致疾病 破伤风潜伏期不定，平均7~14天，潜伏期的长短与原发感染部位距离中枢神经系统的远近有关，潜伏期越短，病死率越高。发病早期有发热、头疼、流涎、出汗和激动等前驱症状，随后出现局部肌肉群抽搐、咀嚼肌痉挛、张口困难、典型的表现是牙关紧闭、苦笑面容、颈项强直、角弓反张。严重者因呼吸肌痉挛而窒息，病死率较高。

（4）免疫性 破伤风痉挛毒素毒性很强，极少量毒素即可致病，但少量的毒素尚不足以引起免疫应答，故一般病后不会获得牢固免疫力。此病病愈后的患者，仍需注射类毒素，使其获得免疫力。

知识链接

由于破伤风梭菌广泛分布于土壤和人畜粪便中，以植物根、茎为原材料的药物可能受到污染，因此，凡用于深部组织、创伤和溃疡面的外用药中，不得检出本菌。

3. 防治原则 正确处理伤口、及时清创扩创，防止厌氧微环境的形成；对儿童、军人或其他易受伤的人群，注射精制破伤风类毒素，儿童常用"百白破"三联疫苗接

种；对伤口较深或大面积创伤污染严重而未经过基础免疫者，应注射破伤风抗毒素（TAT）做紧急预防，注射 TAT 前必须先做皮肤过敏试验；对破伤风患者，应早期、足量注射 TAT，并同时加用抗菌（首选青霉素）、镇静、解痉等药物对症治疗。

（二）其他厌氧芽孢梭菌

包括产气荚膜梭菌和肉毒梭菌，其主要特性见表 17－4。

表 17－4　厌氧芽孢梭菌的主要特性

主要特性	产气荚膜梭菌	肉毒梭菌
生物学性状	G^+杆菌，两端钝圆，芽孢呈椭圆形，位于菌体中央或次极端，直径小于菌体横径，在体内能产生荚膜，无鞭毛，是不严格的厌氧菌，芽孢抵抗力很强	G^+杆菌，两端钝圆，芽孢呈椭圆形，宽于菌体，位于次极端，使菌体呈网球拍状，无荚膜，有周鞭毛。严格厌氧菌，芽孢抵抗力很强
致病物质	荚膜，多种侵袭性酶和外毒素，主要致病物质是卵磷脂酶	肉毒毒素
传染途径	创伤、消化道	消化道
所致疾病	气性坏疽、食物中毒、坏死性肠炎。	食物中毒、婴儿肉毒中毒

知识链接

肉毒毒素：危险的美容圣药

肉毒毒素，是已知最剧烈的毒物，毒性比氰化钾强 1 万倍，对人的致死量约为 $0.1\mu g$，为嗜神经毒素，导致肌肉松弛性麻痹。不耐热，煮沸 1 分钟即被破坏。

肉毒毒素是为数不多的拥有药物身份的剧毒，但也正是这种危险的毒药，为多种难以治疗的病痛带来有效的解决方案。肉毒毒素有 7 种亚型，只有 A 型和 B 型可做药用，其中 A 型肉毒毒素使用最为广泛。主要用来治疗因神经异常导致的眼部、面部和颈部肌肉痉挛。

在美国，人们发现，肉毒毒素不仅缓解了病痛，还抚平了注射部位的皱纹。1992 年，美国专家第一次进行了注射肉毒毒素进行面部去皱的临床试验。2002 年，美国 FDA 正式批准肉毒毒素用于去除严重的眉间皱纹，随后，欧美多国广泛使用。2009 年中国 FDA 也正式批准肉毒毒素用于去除严重的眉间皱纹，属于特殊管理的毒麻药品。

二、无芽孢厌氧菌

无芽孢厌氧菌种类繁多，主要存在于人及动物的肠道、口腔、上呼吸道及泌尿生殖道等处，有革兰阳性或阴性的球菌和杆菌。在人体正常菌群中占绝对优势，是其他细菌的 10～1000 倍，如在肠道菌群中，厌氧菌占 99.9%。在一定条件下，作为条件致病菌而引起内源性感染。在细菌感染中，约 60% 有厌氧菌参与，其中 90% 为无芽孢厌氧菌。

临床常见的无芽孢厌氧菌主要 G^- 的脆弱类杆菌、产黑素普氏菌、卟啉单胞菌、核梭杆菌和 G^+ 的消化链球菌，约占临床厌氧菌感染的 2/3。

所致疾病中主要为化脓性感染，可引起各种炎症、脓肿、组织坏死和败血病等（表17-5）。

表17-5　无芽孢厌氧菌感染部位及所致疾病

感染部位	所致疾病	厌氧菌所占比例（%）
皮肤软组织	由外伤、局部缺血造成广泛的组织炎症和坏死	40～60
口腔和咽部	溃疡性牙龈炎、牙周炎、坏死性口腔炎	50
鼻窦及颅内	慢性中耳炎、乳突炎、鼻窦炎、脑膜炎、脑脓肿等	60～90
肺部和胸膜	肺脓肿、吸入性肺炎、坏死性肺炎、脓胸等	50～80
腹腔和盆腔	肝脓肿、盆腔脓肿、输卵管及卵巢脓肿、子宫内膜炎、产褥期败血症、脓毒性流产等	60～100
败血症	原发灶可能是盆腔或腹腔感染	10～20

（熊群英）

第五节　结核分枝杆菌

结核分枝杆菌俗称结核杆菌，是引起结核病的病原菌。可侵犯全身各器官，但以肺结核最为多见。其细胞壁中含有大量脂质，不易着色，因此常用抗酸染色法进行染色，因能抵抗盐酸乙醇的脱色作用故又称抗酸杆菌。

知识链接

白色瘟疫：结核病

据WHO报道，世界人口中约1/3受过结核分枝杆菌的感染，全球有活动性肺结核患者约2000万。结核病已成为全世界成人因传染病而死亡的主要疾病之一，有"白色瘟疫"之称。我国是全球22个结核病高负担国家之一，根据全国第五次（2011年）抽样调查结果显示，我国活动性肺结核患者数居世界第二位，每年约13万人死于结核病。因此，结核病至今仍为世界性的重要传染病，已是成人传染病的"头号杀手"。从1995年起WHO将每年的3月24日定为"世界防治结核病日"。

广东户籍居民如咳痰超过2周，可凭本人有效身份证件到当地结核病防治机构接受免费的结核病检查，若确诊为结核病，可以免费接受全国统一治疗方案内的抗结核药物治疗。全国大多数省市实行免费提供抗结核基本药物的政策。

一、生物学性状

1. 形态与染色　细长略带弯曲的杆菌，$(1.0～4.0)\mu m \times (0.3～0.6)\mu m$。菌体为细长略弯的杆状，呈分枝状生长，生长繁殖过程中呈分枝状或聚集成团，抗酸染色呈红色（图 17 - 6）。

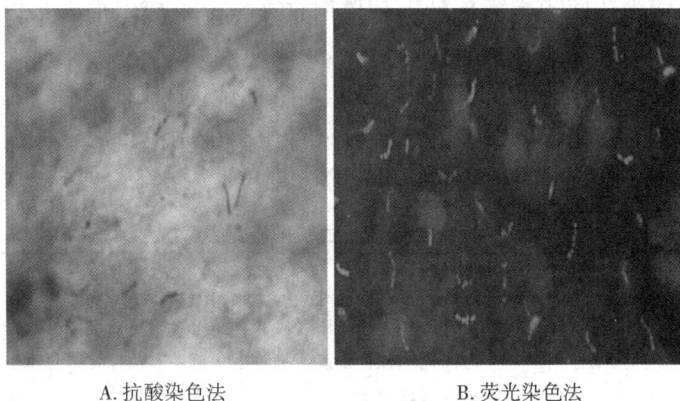

A. 抗酸染色法　　　　　　　B. 荧光染色法

图 17 - 6　结核分枝杆菌

2. 培养特性　专性需氧，最适 pH 6.5 ~ 6.8。营养要求高，常用罗氏培养基培养。生长速度缓慢，分裂一代需要 18 ~ 20 小时，培养 2 ~ 4 周才出现肉眼可见的菌落。菌落干燥，呈乳白色或米黄色，表面粗糙，呈颗粒状或菜花状。

3. 抵抗力　本菌耐干燥，在干燥痰内可存活 6 ~ 8 个月，耐酸碱，在 6% 硫酸或 4% 氢氧化钠中 30 分钟仍有活力。但对湿热、紫外线、乙醇的抵抗力较弱，62 ~ 63℃ 加热 15 分钟、直射日光下 2 小时、75% 乙醇消毒 2 分钟即可被杀死。对链霉素、利福平、异烟肼、对氨基水杨酸钠和乙胺丁醇等敏感，但长期用药易产生耐药性。

二、致病性与免疫性

（一）致病性

1. 致病物质　结核分枝杆菌不含内毒素，也不产生外毒素和侵袭性酶类。其致病性可能与细菌在宿主细胞内大量繁殖引起的炎症，菌体成分如大量脂质、代谢产物的毒性以及感染后机体形成的免疫病理损伤有关。

2. 所致疾病　本菌可经呼吸道、消化道或皮肤破损处侵入机体引起多器官的结核病，以肺结核最为多见。肺结核可分为原发感染和继发感染两类。

（1）原发感染　多见于儿童。初次经呼吸道侵入肺泡，在肺泡内形成渗出性炎性病灶，称为原发病灶。当机体抵抗力强时，原发病灶可纤维化和钙化趋于愈合。少数免疫功能低下的患者，病灶中的结核杆菌可经血管、淋巴管扩散，形成全身性粟粒性结核。

（2）继发感染　多见于成人或较大儿童。感染多由原发病灶中潜伏的结核杆菌或外界再次侵入的结核杆菌引起。由于机体已产生特异性细胞免疫，感染病灶常局限，一般不累及邻近淋巴结，而被纤维囊壁包围并钙化痊愈。少数患者因结核杆菌在病灶中大量繁殖，形成液化物甚至空洞，病菌可随咳痰排出体外。

（二）免疫性

1. 免疫性　人类对结核杆菌的感染率很高，但发病率很低，这表明机体对结核杆菌有较强的抵抗力。机体感染结核杆菌或接种卡介苗后，对结核杆菌可产生特异性细胞免疫。免疫力的维持依赖于结核杆菌在体内存在，一旦病菌消失，免疫力也随之消失，此种免疫称带菌免疫。

2. 结核菌素试验 是用结核菌素检测受试者对结核分枝杆菌有无免疫力的迟发型超敏反应皮肤试验。常用于普查人群结核分枝杆菌感染的流行病学，以及人体细胞免疫功能状态的检查。结核菌素试验的结果及意义见表 17 - 6。

表 17 - 6 结核菌素试验的结果及意义

红肿硬结的直径	结果	意义
<5mm	阴性反应	未感染过结核杆菌或未接种过卡介苗，对结核杆菌无抵抗力
5~15mm	阳性反应	感染过结核杆菌或接种过卡介苗，对结核杆菌有抵抗力
≥15mm	强阳性反应	活动性结核病

三、防治原则

接种卡介苗（BCG）是预防结核病最有效的措施，接种对象是新生儿和结核菌素试验阴性儿童。结核病的治疗原则是早期、联合、规范、足量、全程用药，尤其以联合和规范用药为重要，有协同作用，且能降低耐药性的产生。常用药物有异烟肼、利福平、链霉素、对氨基水杨酸、乙胺丁醇等。

知识链接

卡介苗接种

卡介苗接种被称为"出生第一针"，新生儿一出生就应接种。如果出生时没有及时接种，应在 1 岁以内到当地结核病防治机构或其他卡介苗接种站补种。

目标检测

一、填空题

1. 链球菌致病因素中，菌体表面物质是_____，产生的侵袭性酶有_____，_____，_____。

2. 病原性球菌中，能引起食物中毒的是_____，可引起性病的是_____，引起大叶性肺炎的是_____。

3. 初步鉴别肠道致病细菌与非致病细菌的生化反应是_____。致病肠道杆菌在 SS 平板上，菌落特点_____。

4. 伤寒杆菌的致病因素主要包括_____、_____和_____。所引起的疾病主要有_____。

5. 霍乱弧菌为革兰染色_____，菌体呈_____或逗点状。

6. 破伤风梭菌广泛分布于_____和_____。

7. 破伤风梭菌的感染途径是_____，致病的重要条件是_____，主要致病物质是_____。

8. 特异性预防破伤风，人工自动免疫所用的生物制剂是_____，人工被动免疫所用的生物制剂是_____。

9. 结核杆菌对_____、_____、_____抵抗力强，对_____、_____、_____敏感。

二、单项选择题

1. 对青霉素易产生耐药的是
   A. 链球菌　　B. 金葡菌　　C. 脑膜炎奈瑟菌　　D. 淋病奈瑟菌
   E. 肺炎链球菌

2. 肺炎球菌的主要致病因素是
   A. 内毒素　　B. 外毒素　　C. 荚膜　　D. 菌毛　　E. 透明质酸酶

3. 引起猩红热的毒素是
   A. 肠毒素　　B. 溶血素　　C. 杀白细胞素　　D. 红疹毒素　　E. 痉挛毒素

4. 对金葡菌的致病性具有鉴定意义的是
   A. 测定血浆凝固酶　　B. 革兰染色＋镜检　　C. 菌落特点　　D. 检测 SPA
   E. 测定自溶酶

5. 化脓性炎症，其脓汁黏稠，病灶局限，是由于产生
   A. 透明质酸酶　　B. 链激酶　　C. 耐热核酸酶　　D. 链道酶
   E. 血浆凝固酶

6. 治疗链球菌感染的首选药物是
   A. 青霉素　　B. 链霉素　　C. 红霉素　　D. 氯霉素　　E. 土霉素

7. 卫生细菌学检查的指标菌是
   A. 伤寒沙门菌　　B. 大肠埃希菌　　C. 痢疾志贺菌　　D. 变形杆菌
   E. 葡萄球菌

8. 肥达反应用于诊断
   A. 立克次体病　　B. 风湿热　　C. 流行性脑脊髓膜炎　　D. 伤寒和副伤寒
   E. 猩红热

9. 下列动力试验阴性的细菌是
   A. 大肠埃希菌　　B. 痢疾志贺菌　　C. 伤寒杆菌　　D. 霍乱弧菌
   E. 副溶血性弧菌

10. 急性中毒性菌痢最主要临床表现有
    A. 全身中毒症状　　B. 腹痛腹泻　　C. 剧烈呕吐　　D. 脓血便
    E. 肠鸣音亢进

11. 疑为肠热症患者常需要抽血做细菌学检查，什么时期采血样最好
    A. 发病后第1周内　　B. 发病后第2周　　C. 发病后第3周
    D. 发病后第4周　　E. 疾病全程

12. 霍乱弧菌引起的腹泻是由于
    A. 产生透明质酸酶　　　B. 内毒素的作用　　　C. 毒素刺激肠黏膜细胞分泌大量液体　　　D. 肠菌群失调症　　　E. 侵袭性酶类对肠黏膜的损坏作用

13. 副溶血性弧菌引起的食物中毒主要经什么传播
    A. 污染用水　　　B. 病畜肉　　　C. 苍蝇污染食物　　　D. 海产品或盐腌渍品
    E. A + B + C

14. 破伤风梭菌感染的重要条件是
    A. 菌群失调　　　B. 伤口厌氧微环境　　　C. 其芽孢污染伤口　　　D. 其繁殖体污染伤口　　　E. 机体无免疫力

15. 足底被生锈铁钉扎伤, 冲洗伤口最好选择
    A. 20% 肥皂水　　　B. 生理盐水　　　C. 3% 过氧化氢溶液　　　D. 2% 红汞
    E.1% 硝酸银溶液

16. TAT 能治疗破伤风的原理是
    A. 抑制细菌的繁殖　　　B. 阻止细菌合成毒素　　　C. 阻止毒素进入血液
    D. 中和游离毒素　　　E. 中和与细胞结合的毒素

17. 厌氧芽孢梭菌能耐受恶劣环境条件的菌体结构是
    A. 荚膜　　　B. 鞭毛　　　C. 菌毛　　　D. 中介体　　　E. 芽孢

18. 肉毒毒素是已知最剧烈的_____毒素, 其毒性比氰化钾约强_____倍
    A. 神经, 1000　　　B. 神经, 10000　　　C. 肠, 10000　　　D. 细胞, 10000
    E. 细胞, 1000

19. 结核分枝杆菌有别于其他细菌的特点是
    A. 细胞壁含大量脂类　　　B. 无特殊结构　　　C. 有分枝生长趋势
    D. 一般不易着色　　　E. 可产生内、外毒素

20. 结核菌素试验可
    A. 测定人体的体液免疫功能　　　B. 测定人体的细胞免疫功能
    C. 辅助诊断立克次体病　　　D. 辅助诊断肠热症　　　E. 辅助诊断风湿热

21. 下列哪种细菌在适宜条件需 2 ~ 4 周培养才能长出肉眼可见菌落
    A. 葡萄球菌　　　B. 霍乱弧菌　　　C. 结核杆菌　　　D. 大肠埃希菌
    E. 破伤风梭菌

22. 结核杆菌的主要致病因素
    A. 外毒素　　　B. 内毒素　　　C. 透明质酸　　　D. 索状因子、蜡质 D
    E. 菌毛

23. 关于结核杆菌培养特性正确的是
    A. 对青霉素敏感　　　B. 30 ~ 40℃时, 均可生长　　　C. 营养要求不高
    D. 菌落表面光滑边缘整齐　　　E. 专性需氧

24. 结核杆菌所致疾病最常见是
    A. 淋巴结核　　　B. 结核性腹膜炎　　　C. 肠结核　　　D. 肺结核　　　E. 骨结核

（汤群辉）

第十八章
常见致病性病毒

学习目标

1. 掌握　甲型流感病毒、乙型肝炎病毒、HIV 的致病性与防治原则。
2. 熟悉　流感病毒抗原变异与流行的关系，乙型肝炎病毒的微生物学检查，甲型肝炎病毒的致病性，狂犬病毒的致病性与防治原则。
3. 了解　其他常见病毒的致病性。

第一节　呼吸道病毒

呼吸道病毒指由呼吸道侵入，引起呼吸道局部感染或其他组织器官病变的一大类病毒。种类繁多，常见的有流行性感冒病毒、麻疹病毒、腮腺炎病毒和腺病毒等。

一、流行性感冒病毒

流行性感冒病毒简称流感病毒，是流行性感冒（流感）的病原体，分为甲、乙和丙三型，其中甲型流感病毒抗原性易发生变异，多次引起世界性大流行。

（一）生物学性状

1. 形态与结构　流感病毒呈球形或丝状，直径为80～120nm，有包膜（图18－1）。其结构自内向外分三层：①内层是核心，内含单链 RNA、核蛋白和具有转录功能的RNA 多聚酶；②中层是基层蛋白（M 蛋白），具有维持病毒形态、调控 RNA 多聚酶活性等作用；③外层是脂层双层膜，其上的血凝素（HA）和神经氨酸（NA）呈放射状突起，称为刺突，分别与病毒的吸附、穿入和释放、扩散有关，且具有免疫原性，能诱导机体产生相应的抗体，以中和病毒的感染性。

2. 分型、变异与流行　根据流感病毒的核蛋白和 M 蛋白抗原的不同，可分为甲、乙、丙三型。根据 HA 和 NA 抗原性不同，可再将甲型流感病毒分为若干亚型，乙型、丙型流感病毒至今尚未发现亚型。流感病毒抗原性不稳定，其中甲型流感病毒最易发生抗原性变异，迄今已经历过多次重大变异情况（表18－1）。

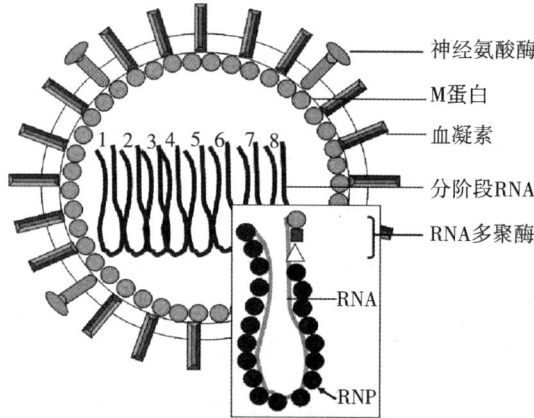

图 18 - 1　流感病毒的结构

表 18 - 1　甲型流感病毒亚型与流行年代

病毒亚型	原甲型	亚甲型	亚洲甲型	香港甲型	新甲型
抗原结构	H_0N_1	H_1N_1	H_2N_2	H_3N_2	H_1N_1　H_3N_2
流行年代	1918~1946	1946~1957	1957~1968	1968~1977	1977 以后

从表中看出，自 1977 年以后在世界上除了 H_3N_2 继续流行外，同时出现了 1957 年以前流行的 H_1N_1 型的流行。

变异与流感的流行密切相关，流感病毒抗原性变异有两种形式：①抗原漂移，由点突变造成抗原变异幅度小，属量变，仅在亚型内形成小变种，常引起周期性的局部中小流行；②抗原转换，由基因重排引起，抗原变异幅度大，属质变，形成新的亚型（如 H_1N_1 转变为 H_2N_2 等），因人群对新的亚型缺乏免疫力，易引起流感大流行。

3. 抵抗力　流感病毒抵抗力弱，耐冷不耐热，56℃ 30 分钟即可灭活，在 0~4℃能存活数周，-70℃ 以下或冷冻真空干燥可长期保存。对干燥、紫外线、甲醛、乳酸等敏感。

（二）致病性与免疫性

1. 致病性　流感是一种上呼吸道急性传染病，传染源主要是急性期患者，发病前 2~3 天的鼻咽分泌物中病毒含量最高，传染性最强，其次是隐性感染者。主要传播途径是病毒经飞沫直接传播。病毒一般不入血，主要侵犯呼吸道纤毛柱状上皮细胞，引起上呼吸道炎症，黏膜上皮细胞受病毒寄生后发生变性，坏死、脱落等病变。另外流感病毒的内毒素样物质及坏死组织被吸收入血可引起发热、畏寒、头痛、乏力及全身酸痛等全身中毒症状。少数患者尤其是年老体弱、婴幼儿和慢性病患者可继发细菌感染而导致肺炎。无并发症患者，病程一般为 5~7 天。

2. 免疫性　人体在感染流感病毒或接种流感病毒疫苗后可产生中和抗体，对同型病毒有一定的免疫力，但亚型之间无交叉免疫，这也是流感能够经常流行的重要原因。

（三）防治原则

流感病毒传染性强，传播迅速，流行期间应尽量避免人群聚集。接种流感病毒疫苗，用同型毒株制备的疫苗效果好。目前使用流感疫苗包括全病毒灭活疫苗、裂解疫苗和亚单位疫苗 3 种。

金刚烷胺及其衍生物可抑制病毒增殖，具有较好疗效；另外奥司他韦（商品名达菲）作为病毒神经氨酸酶抑制剂，在流感症状初始 48 小时内使用效果很好。中草药板蓝根、大青叶等有一定疗效。

知识链接

"达菲"是怎么炼成

八角，一种普通调味品，近年来身价倍增。这与"达菲"有关。

达菲，通用名奥司他韦，能预防和治疗流行性感冒。它是 WHO 推荐的治疗流感的最常用药物之一。目前某制药公司以莽草酸为起始原料经过复杂化学合成得到达菲。所用的莽草酸大量存在于植物或微生物中，其中八角科植物的果实中莽草酸含量较大。这样，中国出产的调味品——八角就成了生产原料。

二、其他呼吸道病毒

其他呼吸道病毒见表 18 - 2。

表 18 - 2 其他呼吸道病毒

名称	形态	核酸类型	所致疾病	特异性预防
麻疹病毒	球形，有包膜	RNA	麻疹	接种麻疹减毒活疫苗
流行性腮腺炎病毒	球形，有包膜	RNA	流行性腮腺炎	接种减毒活疫苗或三联疫苗※
冠状病毒	球形，有包膜	RNA	严重急性呼吸综合征（SARS）	目前尚无理想疫苗
风疹病毒	球形，有包膜	RNA	风疹	接种风疹减毒活疫苗或三联疫苗
腺病毒	球形，无包膜	DNA	普通感冒、肺炎、流行性角膜结膜炎	目前尚无理想疫苗
鼻病毒	球形，无包膜	RNA	普通感冒、儿童支气管炎、支气管肺炎	干扰素有一定防治效果

注：※三联疫苗（MMR）即腮腺炎病毒、麻疹病毒、风疹病毒组成

第二节 肠道病毒

肠道病毒属于小 RNA 病毒科，是一群具有相似生物学性状的肠道感染病毒，主要包括脊髓灰质炎病毒，柯萨奇病毒、艾可病毒及新型肠道病毒 68~71 型等。

肠道病毒的共同特征：①病毒体呈球形，直径 24~30nm，衣壳为 20 面体对称结

构；②耐酸和乙醚，不耐热；③在宿主细胞胞浆内增殖；④主要经粪－口途径传播，临床表现多样化。

一、脊髓灰质炎病毒

脊髓灰质炎病毒是脊髓灰质炎的病原体。病毒主要损害脊髓前角运动神经细胞，导致肢体肌肉弛缓性麻痹，多见于儿童，故脊髓灰质炎又称为小儿麻痹症。

传染源是患者或无症状带毒者。多数人呈隐性感染，病毒局限于肠道，不出现症状或仅出现低热、咽痛、腹部不适等。少数患者在肠道局部增殖的病毒可入血，形成第一次病毒血症，出现发热、恶心、头痛等。病毒经血流扩散至全身淋巴组织或其他易感的非神经组织中增殖后，大量入血引起第二次病毒血症，导致全身症状加重。仅有0.1%患者，病毒可侵入中枢神经系统，在脊髓前角的运动神经细胞增殖，轻者引起暂时性肌肉弛缓性麻痹，以下肢多见；重者可造成肢体弛缓性麻痹而导致呼吸、循环衰竭而死亡。

脊髓灰质炎病毒对外界的抵抗力较强，在饮食、冰箱、污水和粪便中可存活数周或数月。对酸较稳定，不易被胃酸和胆汁灭活，耐乙醚。对热敏感，加热56℃，10分钟即可被灭活，－70℃可长期保存。各种氧化剂如高锰酸钾等均使之灭活。

预防脊髓灰质炎，我国现采用口服3价脊髓灰质炎减毒活疫苗糖丸进行计划免疫，从2月龄开始，连服3次，每次间隔1个月，4岁时加强1次。对未服疫苗又与患儿密切接触的易感儿童，可注射丙种球蛋白进行被动免疫，以防疾病的发生或减轻症状。

知识链接

脊髓灰质炎减毒活疫苗糖丸服用应注意：①冬春季服用，以保证在秋季本病流行前已获免疫力及免受其他肠道病毒干扰；②避免开水或母乳送服，以免灭活病毒而降低免疫效果。

二、其他肠道病毒

其他肠道病毒见表18－3。

表 18 – 3　其他肠道病毒

病毒名称	所致疾病
柯萨奇病毒	主要引起疱疹性咽峡炎、手足口病、流行性胸痛、心肌炎、类脊髓灰质炎、普通感冒等
轮状病毒	主要引起婴幼儿腹泻
艾可病毒	主要引起病毒性脑膜炎、婴幼儿腹泻、儿童皮疹等

知识链接

手 足 口 病

手足口病是婴幼儿常见传染病，由肠道病毒感染引起，其中以 EV71 型（肠道病毒71 型）及 CoxA 型（柯萨奇 A 组病毒）感染最为常见。主要在夏秋季流行，多见于学龄前儿童，经呼吸道、粪－口、密切接触带病毒的分泌物等途径进行传播。临床表现为发热，口腔疼痛，手、足、口腔等部位出现疱疹、溃疡等，有部分病例仅表现为皮疹或疱疹性咽峡炎。其中，EV71 型感染引起的重症病例比较多。重症手足口病的病情进展迅速，可出现脑炎、无菌性脑脊髓膜炎、心肌炎、神经源性肺水肿等并发症，严重威胁患儿的生命。此病以预防为主，目前尚无疫苗及特效治疗药物。

第三节 肝 炎 病 毒

肝炎病毒（hepatitis virus）是引起病毒性肝炎的病原体。目前发现的肝炎病毒至少有五种，即甲型肝炎病毒（HAV）、乙型肝炎病毒（HBV）、丙型肝炎病毒（HCV）、丁型肝炎病毒（HDV）和戊型肝炎病毒（HEV）。除乙型肝炎病毒为 DNA 病毒外，其余均为 RNA 病毒。其中甲型肝炎病毒和戊型肝炎病毒经消化道传播，而乙型、丙型、丁型肝炎病毒主要经血液传播。本节重点学习最为常见的甲型肝炎病毒和乙型肝炎病毒。

一、甲型肝炎病毒

（一）生物学性状

甲型肝炎病毒（HAV）呈球形，直径约 27nm，无包膜，RNA 型病毒，抗原性稳定，仅一个血清型。HAV 对乙醚，对 pH 为 3 的酸处理有较强的抵抗力，加热 60℃可存活 4 小时，加热 100℃ 5 分钟、3%～8% 甲醛溶液、70% 乙醇溶液、400ppm 氯处理30 分钟可使病毒灭活。

（二）致病性与免疫性

甲型肝炎病毒是甲型肝炎（简称甲肝）的病原体，传染源是患者和隐性感染者，传播途径是粪－口途径。病毒随患者粪便排出，通过被污染的饮水、食物和用具等经消化道传染，严重时可引起甲型肝炎流行。患者可有全身不适、乏力、畏食、发热、皮肤及巩膜黄染、肝大、压痛等症状。绝大多数完全恢复，无慢性病例或慢性病毒携带者。

显性感染或隐性感染后，机体可获得持久免疫力。

（三）防治原则

预防的关键注意饮食卫生，保护好水源，加强粪便管理，防止病从口入。接种甲肝疫苗可获得特异性免疫力。对有接触史的儿童及高危人群，尽早注射丙种球蛋白或胎盘球蛋白进行紧急预防。

二、乙型肝炎病毒

乙型肝炎病毒（HBV）是乙型肝炎（简称乙肝）的病原体。我国人群中 HBV 感染率约为 1.2 亿，乙型肝炎是我国重点防治的传染病之一。

（一）生物学性状

1. 形态结构　用电子显微镜观察到 HBV 有 3 种形态，即大球形颗粒、小球形颗粒和管形颗粒。①大球形颗粒，是完整的 HBV 病毒颗粒，亦称 Dane 颗粒，具有传染性；②小球形颗粒，是不完整的病毒颗粒，含有病毒的表面抗原，无传染性；③管型颗粒，是由小球形颗粒连接而成（图 18 – 2）。

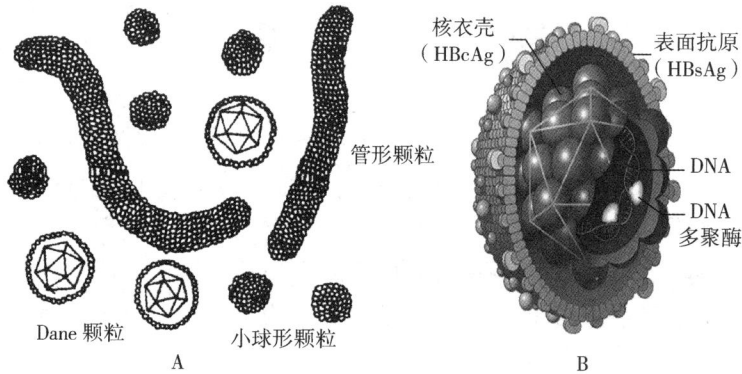

图 18 – 2　乙型肝炎病毒
A. 电镜下三种颗粒；B. 乙型肝炎病毒的 Dane 颗粒结构

2. 乙肝病毒的抗原抗体系统

（1）HBsAg 和抗 – HBs　HBsAg 即乙肝病毒表面抗原，存在于上述 3 种颗粒的表面，是人体感染 HBV 感染的主要标志。HBsAg 能刺激机体产生抗 – HBs，该抗体为中和抗体，对 HBV 有中和作用，能防御 HBV 感染，对机体有保护作用。

（2）HBcAg 和抗 – HBc　HBcAg 即乙肝病毒核心抗原，存在于 Dane 颗粒内衣壳上及受染肝细胞核内，血液中无游离的 HBcAg，用常规检查方法不易检出。HBcAg 能刺激机体上产生抗 – HBc（核心抗体），为非保护性抗体，无中和病毒作用。如检测出抗 – HBc IgM 阳性则提示 HBV 处于复制状态及血清具有传染性。

（3）HBeAg 和抗 – HBe　HBeAg 即乙肝病毒 e 抗原，由于 HBeAg 与 HAV DNA 多聚酶在血流中的消长动态基本一致，因此，HBeAg 可作为 HBV 复制及血清具有强传染性的标志。HBeAg 可刺激机体产生抗 – HBe（e 抗体），该抗体对 HBV 感染有一定的保护作用，提示病毒复制速度减慢，血清传染性降低或预后良好的指标。

3. 抵抗力　乙肝病毒对外界环境的抵抗力较强，对干燥、紫外线、70% 乙醇等均有耐受性。高压蒸汽灭菌法、0.5% 过氧乙酸、3% 漂白粉液、5% 次氯酸钠和环氧乙烷等可灭活病毒。

表 18 - 4　HBV 抗原 - 抗体检测结果的临床分析

HBsAg	抗 - HBs	HBeAg	抗 - HBe	抗 - HBc	结果分析
-	+	-	-	-	既往感染或接种过疫苗，有免疫力
+	-	-	-	-	HBV 感染或无症状携带者
+	-	+	-	-	急性或慢性乙型肝炎或无症状携带者
+	-	+	-	+	急性或慢性肝炎（传染性强，"大三阳"）
+	-	-	+	+	急性感染趋向恢复或慢性肝炎（"小三阳"）
-	+	-	-	+	感染恢复期

知识链接

如何看待乙肝疫苗注射及婴儿致死事件

2013 年 12 月，国内多个省市相继报道十多例乙婴儿注射肝疫苗后致死事件，一时间公众猜疑、恐慌随之而起，10 个省份的乙肝疫苗接种率下降 30%。事实上，疫苗作为一种特殊药品，一直实行最严格的监管，其整体安全性是远高于治疗性药品。我国每年约 1600 万新生儿出生，死亡率约 1%，折算下来每天约有 400 名新生儿死亡，而乙肝疫苗须在出生 24 小时内接种，出现接种后偶合其他疾病发作死亡是有可能的。国内外学者们有一个共识：世界上没有完美的疫苗，即便完全合格的疫苗，也存在造成接种对象死亡或者后遗症的可能性。我国是乙型肝炎感染大国，约有 1 亿乙肝感染者，虽然很大部分没有发病。在慢性乙型肝炎患者中，绝大多数是在婴幼儿期受感染，因此给婴幼儿接种疫苗是很有必要的。

（二）致病性与免疫性

1. 传染源　乙型肝炎的传染源主要是患者和无症状的病毒携带者，在病毒的潜伏期（60～160 天），急性期与慢性活动期，血液均有传染性。

2. 传播途径　传播途径主要有三种：①血液、血制品传播，这是乙型肝炎传播途径中最常见的一种。主要由输入污染的血液、血液制品、血透析及污染的医疗器械通过注射、外科手术、针灸或公用剃刀、外伤等途径传播。②性行为传播，乙肝患者的精液或阴道分泌物及唾液均含有大量病毒，可通过破损黏膜进入密切接触者的体内。③母婴传播，又称垂直传播，人群中有 30%～50% 携带者来自母婴传播。

3. 致病机制　HBV 的致病机制主要是病毒感染后对机体产生的免疫病理损伤，包括细胞免疫引起的对肝细胞直接或间接的损伤作用；体液免疫引起的免疫复合物病理损伤。

由于病毒侵入数量、毒力及机体免疫应答状况各异，导致乙型肝炎患者临床表现多样化，可为无症状病毒携带者、急性肝炎、慢性肝炎或重症型肝炎。少数患者还可并发肾小球肾炎、关节炎等肝外病变。急性乙型肝炎易转化成慢性肝炎或肝硬化，近年发现 HBV 感染可诱发肝癌。

（三）防治原则

1. 控制传染源　严格筛选供血员；对医疗器械如注射器、针头、牙科器械等进行严格消毒，防止医源性传播；加强育龄妇女 HBsAg 的监测，阻断母婴传播。

2. 人工自动免疫　接种乙肝疫苗是最有效的预防方法。接种对象为新生儿、接触血液的医护人员、HBsAg 阳性者的配偶及子女。

3. 人工被动免疫　对曾经接触 HBV 传染源的易感者，可在短期内注射含高效价抗 – HBs 的人血清免疫球蛋白（HBIg）进行紧急预防。HBsAg 阳性母亲的新生儿，出生后即注射 HBIg 后，再接种 HBV 疫苗，可有效预防新生儿感染。

4. 治疗　目前治疗乙型肝炎仍无特效药物。慢性肝炎可用免疫调节剂、抗病毒药联合治疗，可达到较好治疗效果，常用药物有干扰素、拉米夫啶等。清热解毒、活血化瘀的中草药等对 HBV 感染有一定的疗效。

知识链接

复方甘草甜素与慢性肝炎

复方甘草甜素是以甘草中的活性物质 – 甘草甜素为主要成分的强力肝细胞膜保护剂，具有抗炎、调节免疫和保护肝细胞的作用，在国外作为慢性肝炎的有效药物在临床上已应用多年，取得良好疗效。

三、其他肝炎病毒

其他肝炎病毒见表 18 – 5。

表 18 – 5　其他肝炎病毒

病毒名称	传播途径	所致疾病
丙型肝炎病毒（HCV）	血源	丙型肝炎，与乙型肝炎相似，发展为慢性肝炎较乙肝常见，可发展为肝硬化、重症肝炎和原发性肝癌
丁型肝炎病毒（HDV）	血源、垂直传播	HDV 可与 HBV 混合感染或重叠感染，导致乙肝病毒感染者的症状加重与恶化
戊型肝炎病毒（HEV）	粪 – 口途径	与甲肝相似，不发展成慢性

第四节　逆转录病毒

逆转录病毒是一组含有逆转录酶的 RNA 病毒，包括人类免疫缺陷病毒和人类嗜 T 淋巴细胞病毒。在此主要介绍人类免疫缺陷病毒。

人类免疫缺陷病毒

人类免疫缺陷病毒（HIV）是获得性免疫缺陷综合征（AIDS，艾滋病）的病原体。自 1981 年美国报道首例艾滋病以来，患者及 HIV 携带者逐年增加。该病毒损伤人的免疫系统，引起致死性条件致病菌感染或引发肿瘤，严重威胁着人类的健康，被视为"21 世纪瘟疫"。

（一）生物学性状

1. 形态与结构　病毒为直径 100～120nm 的球形颗粒。外层是包膜，表面有 gp120 和 gp41 两种糖蛋白构成的刺突。包膜内衬内膜蛋白。核心呈圆锥形，含有两条单股 RNA 基因组，其外裹有核衣壳蛋白（P7）、衣壳蛋白（P24），还有逆转录酶及蛋白酶等（18 - 3）。

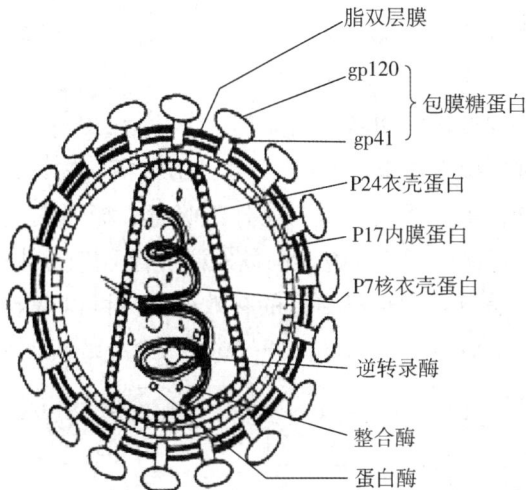

图 18 - 3　HIV 病毒结构模式图

2. 抵抗力　HIV 对理化因素抵抗力一般。56℃ 加热 30 分钟可被灭活，但在室温下可存活 7 天。常用消毒剂如 0.5% 次氯酸钠溶液、5% 甲醛、2% 戊二醛、0.5% 过氧乙酸、70% 乙醇等室温处理 10～30 分钟即可灭活 HIV。高压灭菌 121℃ 20 分钟或者煮沸 100℃ 20 分钟均可达到灭活病毒的目的。HIV 对紫外线不敏感，有较强的抵抗力。

（二）致病性与免疫性

1. 传染源与传播途径　AIDS 的传染源是 HIV 感染者和 AIDS 患者，病毒主要存在血液、精液、阴道分泌物，乳汁等体液中。主要传播途径：①性传播，通过异性间及同性间的性接触而感染；②血液传播，接受含有 HIV 的血液或血液制品、骨髓或器官移植，静脉吸毒者共用未经消毒的注射器，医疗器械消毒不严格均可造成 HIV 感染；③垂直传播，通过胎盘、产道、哺乳等途径母婴传播。

2. 致病机制　HIV 通过 gp120 刺突选择性侵入表面有 CD4 分子的 T 细胞，导致大量 CD4$^+$T 细胞受病毒感染后遭到破坏，直至最终 CD4$^+$T 细胞耗竭引起细胞免疫功能低下。

临床上 HIV 的感染过程中分为 4 个时期。

（1）急性感染期　HIV 感染机体后开始大量复制，引起病毒血症。患者可出现类似流感的非特异性症状，如发热、头痛、乏力、淋巴结肿大等。

（2）无症状感染期　此期持续时间较长，平均 5～8 年，最长可达 10 年，患者一般无临床症状，血中 HIV 数量极少，一般不能检出。

（3）AIDS 相关综合征　当 HIV 大量复制并造成机体免疫系统进行性损伤，患者出现低热、盗汗、全身倦怠、慢性腹泻及全身持续性淋巴结肿大等非特异性临床症状，并逐渐加重。

（4）免疫缺陷期　此期患者血中能检出高水平的 HIV，CD4$^+$T 细胞明显下降，引起严重免疫缺陷，合并各种机会性感染和恶性肿瘤如卡波西肉瘤。未经治疗的患者通常在临床症状出现后 2 年内死亡。

（三）防治原则

预防艾滋病应采取综合措施切断传播途径：①建立 HIV 感染的监测网络，控制疾病的流行蔓延；②加强卫生宣传教育工作，普及 AIDS 预防知识；③对供血者进行 HIV 抗体检查，确保输血和血液制品的安全；④杜绝吸毒，提倡安全性生活；⑤严格医疗器械的消毒灭菌，防止医源性感染；⑥对高危人群进行 HIV 抗体检测。

对于 HIV 的治疗，尚无可以彻底治愈的有效药物及可以有效预防艾滋病的特异性疫苗。

知识链接

何大一与他的"鸡尾酒疗法"

"鸡尾酒"疗法又称高效联合抗逆转录病毒疗法，是由美籍华裔科学家何大一于 1996 年提出。这种疗法是指像调制鸡尾酒那样，根据一定的规律，把三种抗病毒药物联合使用。实践证明，这种疗法可减少患者对单一用药产生的抗药性并且能够有效地抑制病毒的复制，从而达到延缓病程进展，延长患者生命的目的。但鸡尾酒疗法的不良反应较大。如果停止服药，即使还剩下 0.001% 的病毒，AIDS 也会卷土重来。所以，防治 AIDS 还需要将来研制出针对 HIV 的疫苗。

第五节　其他病毒

其他人类致病性病毒见表 18-7。

表 18 – 7　其他人类致病性病毒

病毒	传染途径	所致疾病
狂犬病毒	狂犬咬伤	狂犬病
乙型脑炎病毒	蚊叮咬	流行性乙型脑炎（乙脑）
登革热病毒	伊蚊叮咬	登革热
出血热病毒	直接接触、呼吸道、消化道	肾综合征出血热（流行性出血热）
单纯疱疹病毒（HSV）	直接接触为主，呼吸道较少	HSV – Ⅰ：皮肤黏膜疱疹、口腔炎、角膜炎、结膜炎 HSV – Ⅱ：生殖器疱疹、新生儿疱疹、宫颈癌
水痘 – 带状疱疹病毒	接触	原发感染：儿童水痘；潜伏感染：成人带状疱疹
EB 病毒	唾液、输血传播	传染性单核细胞增多症、鼻咽癌、非洲儿童淋巴瘤
人乳头瘤病毒	接触传染	良性乳头状瘤、尖锐湿疣，18 型与宫颈癌有关

知识链接

世界狂犬病日

　　2007 年，在国际狂犬病控制联盟倡议下，世界卫生组织、世界动物卫生组织及美国疾病预防控制中心等联合发起，并决定将每年的 9 月 28 日设立为"世界狂犬病日"。2014 年狂犬病日主题是"共同努力，使狂犬病成为历史"。

目 标 检 测

一、填空题

　　1. 流感病毒的包膜嵌有两种刺突即_____和_____。

　　2. 流感病毒根据_____和_____不同分为甲、乙、丙三型，最易发生变异的是_____。按照_____和_____抗原不同，同型流感病毒可分成若干亚型。

　　3. 乙肝病毒三对抗原抗体系统是_____和_____，_____和_____，_____和_____。

　　4. 肝炎病毒由粪 – 口途径传播的有_____和_____，由血液和垂直途径传播的有_____、_____和_____，已有疫苗可主动免疫的是_____和_____。

二、单项选择题

　　1. 最易发生抗原性变异的病毒是

　　　A. 麻疹病毒　　B. 腮腺炎病毒　　C. 甲型流感病毒　　D. 风疹病毒

　　　E. 腺病毒

　　2. 流感病毒的核酸特点是

A. 完整的单股 RNA　　　B. 分段的单股 RNA　　　C. 分段的双股 RNA

D. 完整的双股 DNA　　　E. 以上皆非

3. 与流感病毒吸附有关的成分是

A. 核蛋白　　　B. 血凝素　　　C. 神经氨酸酶　　　D. M 蛋白　　　E. 脂质双层

4. 与流感病毒成熟释放有关的成分是

A. 血凝素　　　B. 核蛋白　　　C. M 蛋白　　　D. 脂质双层　　　E. 神经氨酸酶

5. 甲型流感病毒抗原小幅度变异称为

A. 抗原漂移　　　B. 抗原转变　　　C. 溶原转移　　　D. H – O 变异　　　E. 以上皆非

6. 预防麻疹的最好方法是

A. 注射胎盘丙种球蛋白　　　B. 注射丙种球蛋白　　　C. 注射成人全血

D. 接种麻疹疫苗　　　E. 干扰素滴鼻

7. 脊髓灰质炎病毒主要侵犯

A. 三叉神经节　　　B. 脑神经节　　　C. 脊髓前角神经细胞　　　D. 海马回锥体细胞

E. 松果体

8. 脊髓灰质炎病毒侵入人体主要通过

A. 呼吸道传播　　　B. 血液或血制品传播　　　C. 经节肢动物传播

D. 消化道传播　　　E. 接触传播

9. 预防脊髓灰质进行人工自动免疫的主要对象是

A. 青壮年　　　B. 野外工作者　　　C. 5 岁以内的儿童　　　D. 林区工人

E. 老年人

10. Dane 颗粒是指

A. HAV 颗粒　　　B. 完整的 HBV 颗粒　　　C. HBV 球形颗粒

D. HBV 管形颗粒　　　E. HCV 颗粒

11. HBV 感染的主要标志是

A. HBsAg　　　B. 抗 – HBs　　　C. HBcAg　　　D. HBeAg　　　E. 抗 – HBe

12. 关于 HBV 的叙述，下列哪项是正确的

A. HBsAg 是体内 HBV 复制的重要指标　　　B. 可用减毒活疫苗特异预防

C. 用减毒活疫苗特异预防　　　D. 核酸类型为 DNA

E. 主要传播方式为粪 – 口途径

13. HDV 的增殖必须有下列哪种病毒存在

A. HAV　　　B. HBV　　　C. HCV　　　D. HEV　　　E. HIV

14. 被狂犬咬伤后，最正确的处理措施是

A. 注射狂犬病病毒免疫血清 + 抗病毒药物　　　B. 注射大剂量丙种球蛋白 + 抗病毒药物　　　C. 清创 + 抗生素　　　D. 清创 + 接种疫苗 + 注射狂犬病病毒免疫血清　　　E. 清创 + 注射狂犬病病毒免疫血清

15. 人乳头瘤病毒可引起

A. 生殖器疱疹　　　B. 水痘和带状疱疹　　　C. 尖锐湿疣　　　D. 齿龈炎、唇疱疹

E. 登革热

16. HIV 侵犯的主要细胞有
    A. 中性粒细胞　　B. 嗜酸粒细胞　　C. B 细胞　　D. CD 4$^+$T 细胞
    E. CD 8$^+$T 细胞

17. HIV 结构具有 CD 4 分子受体的部位是
    A. 刺突　　B. 衣壳　　C. 内膜　　D. 核蛋白　　E. 基质蛋白

(汤群辉)

第十九章
医学寄生虫学

学习目标

1. 掌握 寄生、寄生虫、宿主、生活史、感染阶段的概念；似蚓蛔线虫、华支睾吸虫的形态、生活史和致病性。
2. 熟悉 寄生虫与宿主的相互关系、流行与防治的基本原则；其他常见寄生虫的致病性，熟悉仓储害虫的防治。

医学寄生虫学是研究与人体健康和疾病有关的寄生虫的形态结构、生活史、致病作用、实验诊断、流行规律和防治原则的一门科学。其内容包括医学蠕虫、医学原虫和医学节肢动物三部分。

第一节 寄生虫学概述

一、概念

1. 寄生 指两种不同的生物共同生活在一起，其中一方受益，另一方受害。共同生活的这两种生物既可以永久性也可以暂时性地在一起，如人体与人体寄生虫。

2. 寄生虫 指营寄生生活中受益的低等动物称为寄生虫。寄生在人体的寄生虫称人体寄生虫。按寄生部位的不同，可将寄生虫分为体外寄生虫（寄生于体表的蚊）和体内寄生虫（如寄生于小肠内的蛔虫）。

3. 宿主 指被寄生虫寄生并遭受其损害的生物。根据寄生虫不同阶段寄生的宿主不同，将宿主分为以下三类。

（1）终宿主 指寄生虫的成虫或有性生殖阶段所寄生的宿主。

（2）中间宿主 指寄生虫的幼虫或无性生殖阶段所寄生的宿主。有的寄生虫在发育过程中需要两个或两个以上的中间宿主，按其寄生的顺序依次称为第一、第二中间宿主。

（3）保虫宿主 有些寄生虫除寄生人体外，还可寄生某些脊椎动物体内，这些动物是人体寄生虫病的重要传染源，称为保虫宿主或储存宿主。

4. 寄生虫生活史 是指寄生虫完成一代生长、发育和繁殖的全过程及其所需要的外界环境条件。不同的寄生虫生活史不同，有的生活史简单，只需要一个宿主，如似蚓蛔线虫；有的复杂，需要多个宿主，如华支睾吸虫；有的只有有性繁殖阶段，如蠕形住肠线虫；有的只有无性繁殖阶段，如溶组织内阿米巴；有的是无性繁殖和有性繁殖交替进行，如疟原虫。

5. 寄生虫感染阶段 在寄生虫生活史中，具有感染人体能力的发育阶段。

如华支睾吸虫生活史中有虫卵、幼虫（毛蚴、胞蚴、尾蚴、囊蚴）、成虫等发育阶段，幼虫先寄生在豆螺、沼螺，后进入淡水鱼、虾体内发育为囊蚴，人或猫、狗因进食含活囊蚴的淡水鱼虾而感染，并发育至成虫。因此，对于华支睾吸虫，豆螺、沼螺是第一中间宿主，而淡水鱼、虾是第二中间宿主，人是终宿主，猫、狗即为保虫宿主；因为囊蚴能使人感染华支睾吸虫，故囊蚴是其感染阶段。

二、寄生虫与宿主的相互关系

人体感染寄生虫后，寄生虫对宿主造成不同程度的损害，同时宿主对寄生虫也产生不同程度的防御性作用，其结果取决于两者的强弱。

（一）寄生虫对宿主的致病作用

1. 夺取营养 寄生虫寄生在宿主体内，通过夺取宿主大量的营养物质，满足其生长、发育和繁殖的需要。如寄生在人体肠道内的蛔虫，以人体消化或半消化的食糜为食，引起宿主营养不良。

2. 机械性损伤 寄生虫在其寄生局部造成损伤、阻塞、压迫等，如蛔虫大量寄生可引起肠梗阻。

3. 毒性作用和免疫损伤 寄生虫的分泌物、排泄物、代谢产物及死亡后的分解产物，对宿主均有毒性作用或诱发免疫病理反应，使宿主出现毒性反应和超敏反应性疾病，前者如痢疾阿米巴原虫分泌溶组织酶，破坏组织，引起肠壁溃疡；后者如日本血吸虫虫卵释放的变应原可引起虫卵周围形成肉芽肿（Ⅳ型超敏反应）。

（二）宿主对寄生虫的免疫作用

宿主对寄生虫感染产生的免疫包括各种生理屏障所构成的非特异性免疫和特异性免疫。特异性免疫主要有：①消除性免疫，指宿主被寄生虫感染后，能完全清除寄生虫，并对再感染具有终生免疫力，如对黑热病原虫产生的免疫。消除性免疫类型少见。②非消除性免疫，指感染寄生虫后，人体产生了获得性免疫，但不能使体内寄生虫被完全清除，只能在一定程度上抵抗再感染。包括带虫免疫和伴随免疫，是寄生虫感染的常见免疫类型。

三、寄生虫病的流行与防治原则

（一）寄生虫病流行的基本环节

1. 传染源 指被寄生虫寄生的人或动物，包括寄生虫病患者、带虫者和保虫宿主。

2. 传播途径 指寄生虫从传染源传播到易感宿主的过程。主要途径有经口感染、经皮肤感染、经媒介昆虫感染、接触感染、胎盘感染等。

3. 易感人群 指对寄生虫感染缺乏免疫力或免疫力低下的人群。一般说来，人对人体寄生虫普遍易感，而一些特定人群，如儿童、从非流行区进入流行区即以前未曾接触该寄生虫的人群尤其易感。

除上述 3 个基本环节外，寄生虫病的流行还受自然因素、生物因素、社会因素这些因素的影响。因此，寄生虫病的流行具有地方性、季节性、自然疫源性等特点。

（二）寄生虫病防治的基本原则

寄生虫病防治的基本原则是消灭传染源、切断传播途径、保护易感人群。

知识链接

我国五大寄生虫病

我国五大寄生虫病是：疟疾（疟原虫）、血吸虫病（日本血吸虫）、钩虫病（十二指肠钩口线虫与美洲板口线虫）、丝虫病（班氏吴策线虫和马来布鲁线虫）、黑热病（杜氏利什曼原虫）。

第二节 常见致病性寄生虫

一、似蚓蛔线虫

似蚓蛔线虫简称蛔虫，是一种大型线虫。寄生在人体的小肠内夺取营养，引起蛔虫病。

（一）形态

1. 成虫 虫体形似蚯蚓，活时呈粉红色，死后变为灰白色。雌虫较粗长，约 20 ~ 35cm，尾部尖直；雄虫较细短，长约 15 ~ 31cm，尾部向腹面弯曲（图 19 – 1）。

2. 虫卵 虫卵分受精卵、未受精。受精卵呈宽椭圆形，大小约（45 ~ 75）μm ×（35 ~ 50）μm，卵壳厚而无色透明，卵壳表面有一层凹凸不平的蛋白质膜，在宿主肠道内

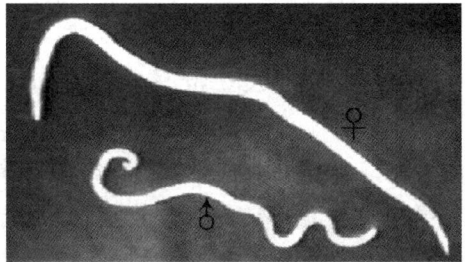

图 19 – 1 蛔虫成虫形态图

被胆汁染成棕黄色。卵壳内含有一大而圆的卵细胞，其两端有新月形间隙。未受精卵呈长椭圆形，大小约（88 ~ 94）μm ×（39 ~ 44）μm，卵壳及蛋白质膜均较薄，卵内含有许多大小不等的卵黄颗粒。受精卵和未受精卵的蛋白质膜有时均可脱落，虫卵呈无色透明，此时极易与钩虫卵混淆（图 19 –2）。

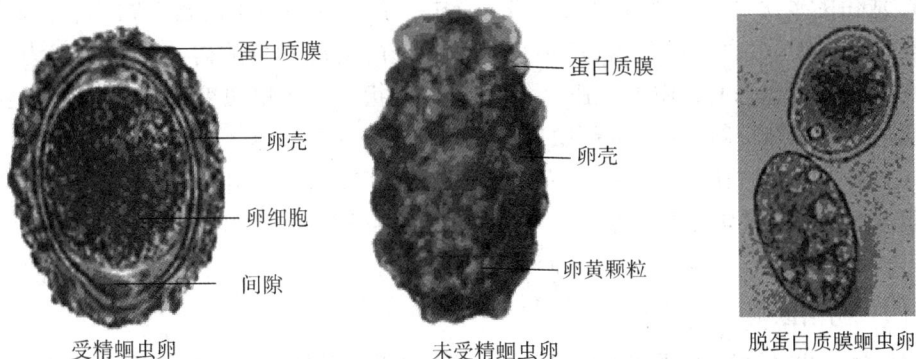

蛋白质膜

卵壳

卵细胞

间隙

受精蛔虫卵

蛋白质膜

卵壳

卵黄颗粒

未受精蛔虫卵

脱蛋白质膜蛔虫卵

图 19－2　蛔虫虫卵形态

（二）生活史

蛔虫寄生于小肠，以肠内半消化食物为营养。雌、雄虫交配后雌虫产卵，一条雌虫每天产卵约 24 万个，虫卵随粪便排出体外，在潮湿、氧气充足和温度适宜的土壤中，约经 3 周左右发育成内含幼虫的感染期虫卵。感染期虫卵被误食后，在小肠内孵出的幼虫，穿过肠壁进入肠壁的小静脉或小淋巴管中，沿门静脉或胸导管入血，经肝、右心到达肺，钻破肺泡壁毛细血管进入肺泡，在肺泡内经蜕皮 2 次后经支气管、气管移行至咽部，被宿主吞咽后，经食管、胃回到小肠发育为成虫（图 19－3）。

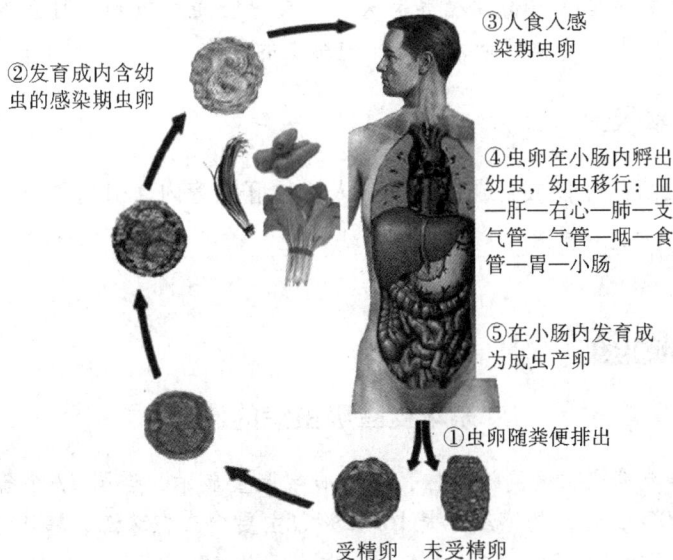

②发育成内含幼虫的感染期虫卵

③人食入感染期虫卵

④虫卵在小肠内孵出幼虫，幼虫移行：血—肝—右心—肺—支气管—气管—咽—食管—胃—小肠

⑤在小肠内发育成为成虫产卵

①虫卵随粪便排出

受精卵　未受精卵

图 19－3　蛔虫生活史

（三）致病性

1. 幼虫的致病性　幼虫在体内移行的过程中，由于机械损伤、蜕皮、代谢产物等，引起宿主局部病变和全身超敏反应，尤其肺的病变最为显著，即蛔蚴性肺炎。患者表现为发热、咳嗽、痰中带血等现象。

2. 成虫的致病性 成虫寄生在人的小肠中，直接掠夺宿主的营养物质、机械性损伤肠黏膜影响吸收，导致宿主营养不良，重度时可出现发育障碍。患者表现为厌食、间歇性脐周腹痛、恶心、呕吐、腹泻等一系列症状。由于蛔虫变应原被人体吸收后，可引起宿主出现 IgE 介导的 Ⅰ 型超敏反应，患者表现为荨麻疹、血管神经性水肿、皮肤瘙痒等。蛔虫具有钻孔习性，可钻入胆道、胰管、阑尾等，引起相应部位出现炎症，其中胆道蛔虫病是最常见的并发症之一。蛔虫数量较多时，可以相互扭结成团而造成肠梗阻。

（四）防治原则

似蚓蛔线虫的预防上要注意饮食卫生，饭前便后要洗手，不生食未洗净的蔬菜瓜果等；加强粪便管理和无害化处理；普查普治患者和带虫者，常用的驱虫药物有阿苯达唑、甲苯咪唑、左旋咪唑等。

📚 知识链接

抗寄生虫药物

阿苯达唑、甲苯咪唑是非处方药，是高效、广谱、低毒驱虫药。对蛔虫、蛲虫、钩虫、鞭虫、绦虫等都有显著疗效，其作用机制可能与影响虫体微管结构、抑制线粒体酶的功能、干扰虫体摄取葡萄糖等有关。左旋咪唑是处方药，可影响虫体的无氧代谢，使之麻痹，并制止虫体窜动，预防胆道蛔虫的发作。

二、华支睾吸虫

华支睾吸虫简称肝吸虫。成虫寄生于人体的肝胆管内，引起华支睾吸虫病，简称肝吸虫病。

📚 知识链接

广东华支睾吸虫病的流行

广东省是华支睾吸虫病高流行区，流行病学调查显示，全国 27 个省市华支睾吸虫的感染率是 2.40%，广东的感染率是 16.42%，主要分布在珠江、韩江流域及其毗邻地区的 63 个市县，估计有 311 万人口感染，占全国的 45% 以上。广东省人民政府 2005年 12 月发文（粤府办 ［2005］ 91 号）将其列为重点地方病。广东的华支睾吸虫流行范围广，感染率高，已经成为严重的公共社会问题，应积极开展综合性防控工作。

（一）形态

1. 成虫 虫体背腹扁平狭长，形似葵花籽仁，半透明，大小约为（10～25）mm ×（3～5）mm，有口、腹吸盘各一个，雌雄同体。两个睾丸呈分支状，前后排列于虫体后

1/3 处，睾丸之前有分叶状卵巢，在卵巢与腹吸盘之间盘曲着充满虫卵的子宫（图19-4）。

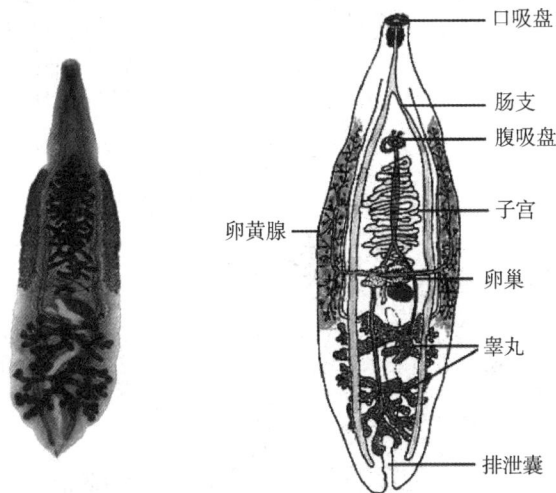

图 19-4 华支睾吸虫成虫形态

2. 虫卵 黄褐色，形似芝麻，大小为（27~35）μm×（12~20）μm，是寄生人体的最小蠕虫卵。一端有卵盖、肩峰，另一端有小疣状突起。卵内含成熟毛蚴（图19-5）。

（二）生活史

含卵粪便污染水后，被第一中间宿主豆螺、沼螺或涵螺等淡水螺吞食，在螺体内孵出毛蚴，经胞蚴、雷蚴、尾蚴等无性生殖阶段的发育，成熟的尾蚴逸出螺体，在水中遇第二中间宿主淡水鱼和虾，即侵入其体内发育成囊蚴。囊蚴是华支睾吸虫的感染阶段。

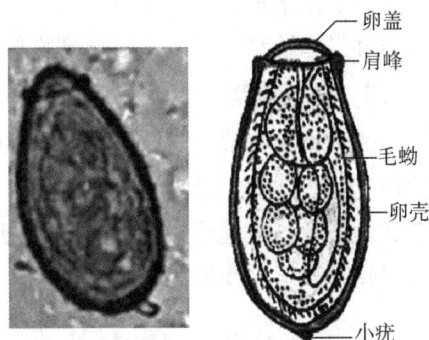

图 19-5 华支睾吸虫虫卵形态

终宿主（人）或保虫宿主（猫、狗）因食入含活囊蚴的淡水鱼和虾而感染，囊蚴在小肠消化液的作用下，脱囊发育为童虫，经胆总管或穿过肠壁由腹腔进入肝胆管中发育为成虫。成虫寄生于人或猫、狗等肉食动物的肝胆管内，虫卵随胆汁进入肠道，并随粪便排出体外。成虫寿命20~30年（图19-6）。

（三）致病性

华支睾吸虫的致病性主要是引起肝吸虫病，造成肝损伤。成虫寄生在人体的肝胆管中，通过机械性损伤及虫体的分泌物、代谢产物的作用，引起肝胆管及管周发生超敏反应及炎症反应，出现急性胆囊炎、慢性胆管炎等。胆管上皮细胞结缔组织增生，管壁变厚，管腔变窄导致胆汁淤滞，出现阻塞性黄疸、肝硬化，晚期可因上消化道出血、肝昏迷而死亡。虫体死亡产生的碎片、虫卵及管壁脱落上皮细胞等，可作为结石

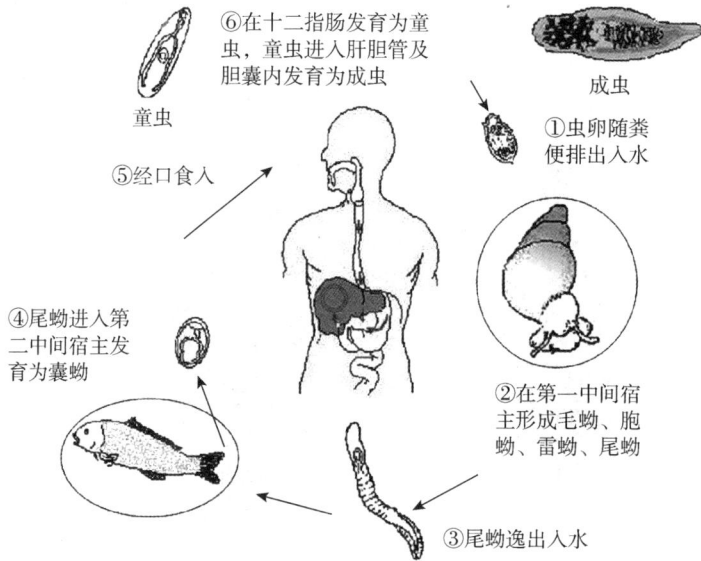

⑥在十二指肠发育为童虫，童虫进入肝胆管及胆囊内发育为成虫

童虫

⑤经口食入

成虫

①虫卵随粪便排出入水

④尾蚴进入第二中间宿主发育为囊蚴

②在第一中间宿主形成毛蚴、胞蚴、雷蚴、尾蚴

③尾蚴逸出入水

图 19 – 6　华支睾吸虫生活史

核心，诱发胆结石。研究表明，肝吸虫病也可诱发原发性肝癌或胆管上皮癌。儿童反复感染可引起发育障碍，甚至出现侏儒症。

（四）防治原则

防治上要加强卫生宣教，改变不良饮食习惯，不生食鱼虾，分开使用切生、熟食的砧板及器皿。加强粪便管理，防止水源污染。定期治理鱼塘，药物灭螺。积极治疗患者和感染者，首选药物为吡喹酮、阿苯达唑、丙硫咪唑等。对保虫宿主猫狗也应查治以便控制或消灭传染源。

三、其他常见的寄生虫

现将其他常见的寄生虫种类与要点列表如下（表 19 – 1）。

表 19 – 1　其他常见的寄生虫

寄生虫	成虫形态	寄生部位	感染方式	所致疾病
十二指肠钩口线虫、美洲板口线虫	细小略弯曲。有口囊和头腺，能分泌抗凝素。十二指肠钩口线虫口囊内有钩齿两对，虫体呈"C"形，美洲板口线虫口囊内有板齿一对，虫体为"S"形	小肠	皮肤感染	钩虫病
蠕形住肠线虫（蛲虫）	虫体细小，乳白色，似线头状。雌虫大于雄虫，中部膨大，尾端尖直，呈纺锤形；雄虫尾端向腹面弯曲，呈"6"字形	回盲部	经口感染	蛲虫病
日本血吸虫（血吸虫）	雄虫粗短体扁平，口、腹吸盘较发达，自腹吸盘以下虫体两侧向腹面卷曲形成抱雌沟；雌虫细长，口、腹吸盘不及雄虫，常停留于抱雌沟内，与雄虫呈合抱状态	肠系膜下静脉内	皮肤感染	血吸虫病

续表

寄生虫	成虫形态	寄生部位	感染方式	所致疾病
溶组织内阿米巴（痢疾阿米巴）	分为大滋养体与小滋养体。大滋养体体积较大，形态多变，运动活泼，内外质分界清楚，常含有摄入的红细胞，又称组织型滋养体，具致病力。小滋养体体积较小，内外质分界不明显，内有吞噬的细菌，无致病力	结肠	经口感染	阿米巴痢疾、肠外阿米巴病
疟原虫	疟原虫基本结构包括细胞质和细胞核，在红细胞内寄生时，消耗血红蛋白形成疟色素	肝细胞和红细胞	按蚊叮咬	疟疾
阴道毛滴虫	仅有滋养体。呈梨形或椭圆形，无色透明，有折光性。虫体前端1/3处有一个泡状细胞核，核的上缘有5颗基体，发出4根前鞭毛和1根后鞭毛，虫体外侧前1/2处有波动膜，其外缘与向后延伸的后鞭毛相连。1根轴柱纵贯虫体并于后端伸出体外	女性的阴道和泌尿道	性接触	滴虫性阴道炎、泌尿道炎症

第三节 仓储害虫

仓储害虫是指生活在仓库、加工厂等场所，危害各种动植物性的储藏物（如粮食、干果、中药材、文物等）、货仓、厂房建筑、包装器材、仓储与运输工具及设备的害虫。其种类多，分布广，食性杂，繁殖能力及适应环境能力强，活动场所广阔。

药材在贮藏过程中最常见的一种危害即是虫蛀，多由仓储害虫引起。仓储害虫取食形成孔洞或残缺不全，使药材减量，甚至失去药用价值。害虫蛀入药材内部排泄粪便、分泌异物等对药品造成污染，有的发生霉变对人体健康带来危害。因此，在药材贮藏过程中搞好仓储害虫防治是保证药材质量的重要环节。

一、常见仓储害虫

1. 甲虫类

（1）咖啡豆象 成虫体长3~4.5mm，长椭圆形，暗褐色，善飞、能跳。幼虫隐藏于种子类和根茎类药材中越冬（图19-7）。易在白芷、川芎、槟榔、薏米中发现。

（2）米象 成虫体长3~4mm，头部前伸呈象鼻状，赤褐色或黑褐色。能飞翔，喜潮湿、温暖、黑暗处（图19-7）。在薏米、莲子中常见。

（3）大谷盗 成虫体长6.5~10.0mm，长椭圆形，扁平，黑色，有光泽。善爬行，虫性凶猛，易破碎完整药材，破坏包装用品如麻袋、纸袋、木箱等。在胖大海、槟榔、核桃仁及一些坚硬的根类药材中多见。

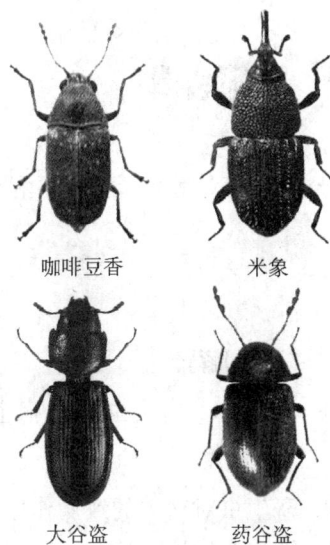

咖啡豆香　　　米象

大谷盗　　　药谷盗

图19-7 几种常见仓储害虫的形态

（4）**药谷盗**　成虫体长 2~3mm，椭圆形，暗赤黑色。喜在坚硬的药材中形成洞穴（图 19-7）。主要危害陈皮、豆蔻、川芎、当归等芳香性药材。

2. 蛾类　印度谷螟　成虫体长 6~9mm，翅展 13~18mm，有灰褐色及赤褐色鳞片，以幼虫越冬。危害红枣、菊花等药材。

3. 螨类　干酪螨　成虫体长 0.12~0.50mm，椭圆形，白色或草黄色。喜潮湿、温暖处（图 19-7）。喜蛀食果实、种子和中成药。

二、仓储害虫的来源与生长繁殖

仓储害虫的主要来源：药材在采收、加工、搬运等过程中受到污染，库房及库房环境不洁，贮藏药材的用品本身生虫或被害虫污染，未生虫药材与已生虫药材贮藏在一起。

仓储害虫生长繁殖需要适宜的条件，当氧气充足，温度为 25~30℃，药材含水量超过 15%，或空气相对湿度大于 70% 时，且药材富含淀粉、蛋白质、糖以个及挥发油等营养物质时，害虫极易生长，每年 6、7、8 月是虫害最为严重的时段，应特别注意防治。

三、仓储害虫的防治

仓储害虫的防治必须采取综合性措施，保持仓库卫生及良好通风，降低湿度，保持药材干燥。日光暴晒、高温烘烤、低温冷藏等可有效防治仓储害虫，必要时可使用相对安全而高效的三氯硝基甲烷（氯化苦）和磷化铝杀虫，用气调养护法、远红外线及电离辐射等方法也能防治害虫，还可利用仓储害虫的天敌如姬蜂、米象小蜂等对其进行防治。在长期医药实践中，人们还积攒了一些贮藏防虫经验，如将陈皮与高良姜、泽泻与牡丹皮、薏苡仁与海带等同贮可防药材生虫。

课堂活动

谈谈如何利用仓储害虫不利生长因素防治仓储害虫？

目标检测

一、名词解释

1. 寄生　2. 寄生虫　3. 宿主　4. 生活史　5. 感染阶段

二、填空题

1. 寄生虫对宿主的致病作用包括_____、_____和_____。

2. 寄生虫病流行的三个基本环节是_____、_____和_____。

3. 蛔虫成虫的外形特征似_____，虫卵分_____和_____。感染阶段是_____，在_____部位发育为成虫。

4. 华支睾吸虫生活史较复杂，成虫的外形特征似_____，虫卵似_____。第一中间宿主是_____，第二中间宿主是_____，保虫宿主_____，主要引起_____病。

三、单项选择题

1. 寄生的正确含义是
   A. 一方受益，一方受害　　B. 双方均有害　　C. 双方均受益　　D. 双方既无利也无害　　E. 以上都不是

2. 寄生虫成虫或有性生殖阶段所寄生的宿主称为
   A. 保虫宿主　　B. 第一中间宿主　　C. 第二中间宿主　　D. 终宿主　　E. 带虫者

3. 寄生虫对宿主的致病作用包括
   A. 夺取营养　　B. 机械性损伤　　C. 毒性作用　　D. 免疫损伤　　E. 以上均是

4. 人体寄生虫的传染源包括
   A. 患者　　B. 带虫者　　C. 保虫宿主　　D. 患者、带虫者、保虫宿主　　E. 中间宿主

5. 关于蛔虫的叙述下列哪项是正确的
   A. 成虫寄生于人体大肠　　B. 感染阶段为感染性虫卵　　C. 幼虫在肺部孵出　　D. 感染方式为幼虫侵入皮肤　　E. 虫体形似蚯蚓，雄虫较粗长

6. 钩虫的感染方式是
   A. 经皮肤　　B. 经呼吸道　　C. 经口　　D. 经性接触　　E. 经胎盘

7. 关于华支睾吸虫卵的描述下列哪项是错误的
   A. 外形似芝麻　　B. 有卵盖　　C. 卵盖边缘隆起呈肩峰状　　D. 是寄生人体的最大蠕虫卵　　E. 后端有一疣状突起

8. 华支睾吸虫的感染阶段是
   A. 虫卵　　B. 毛蚴　　C. 雷蚴　　D. 囊蚴　　E. 成虫

9. 日本血吸虫的寄生部位是
   A. 小肠　　B. 肠道回盲部　　C. 肠系膜下静脉内　　D. 结肠　　E. 红细胞

10. 溶组织内阿米巴的感染方式是
    A. 经皮肤　　B. 经呼吸道　　C. 经口　　D. 经性接触　　E. 经胎盘

11. 阴道毛滴虫的感染方式是
    A. 经皮肤　　B. 经呼吸道　　C. 经口　　D. 经性接触　　E. 经胎盘

（林洁丹）

第四篇

微生物在药学中的应用

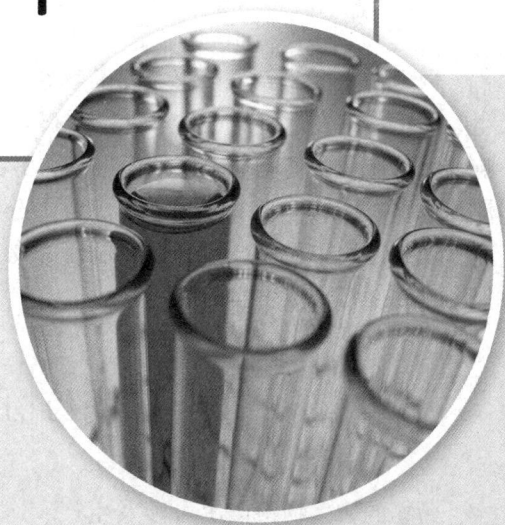

第二十章
微生物与药物变质

微生物在自然界分布很广，药物在生产、运输、储存和使用过程中很容易受到微生物的污染，在适宜的条件下，这些微生物就能生长繁殖，一方面可使药物变质，影响药物的质量，甚至失去疗效而报废；另一方面还可对患者造成不良反应或引起感染，严重危害人体的健康。因此，我们要十分重视微生物引起的药物变质问题，在药物生产管理和使用中采取严格的规章制度和必要的防护措施，防止药品被微生物污染，确保药物制剂符合卫生学标准。

第一节 药物中微生物的来源

药物的微生物污染源可涉及生产、运输、储藏和使用等各个环节，尤其是生产过程所处的环境、采用的原材料、生产设备、空气系统、操作人员以及包装容器等都是药物微生物污染的重要来源。

1. 生产环境 厂房承载了药物生产的全过程，在潮湿环境的建筑物中，墙壁和天花板最容易孳生霉菌，不平坦或者渗水的地板、室内排水沟、设备间或设备与墙壁间的死角，都不容易清洗保持洁净，常常是微生物繁殖的场所。厂区附件如有排污点、垃圾堆等，也是重要的污染源。

2. 药物原材料 在药品生产过程中，通过原材料引入微生物的概率非常高，自然来源的未经处理的原材料中通常含有大量的各种各样的微生物。动物来源的原料如明胶、甲状腺干粉、胰腺粉、胭脂虫体干粉可能污染有动物源性的微生物，如大肠埃希菌和沙门菌。植物来源的原料如阿拉伯树胶、黄芪胶、琼脂、大黄粉和淀粉等可能含有植物源性的微生物，包括欧文菌、假单胞菌、芽孢杆菌和黑霉菌等。一些生化制剂原料，如胃酶、淀粉酶等，因其含有丰富的营养物质，也容易被各种微生物污染。而大多数化学合成的原料，由于生产工艺上一般使用了有机溶剂，加之缺少微生物生长繁殖所需的营养物质，通常含菌量会比较少，但乳酸钙、滑石粉等化学原料也常有微生物污染。

3. 制药用水　水在制药工业中至关重要，除了配制各类制剂需要用水外，洗涤和冷却过程中也要用到水。自来水经常用于清洗药品配制中所用的化学试剂，去除杂质和反应中的副产物，虽然自来水中的微生物含量很低，但是用水量大时被清洗物质可能会接触大量的微生物。配药用的蒸馏水或者清洗容器设备和配制消毒溶液所用的去离子水，冷却系统装置所用的软化水也会由于冷却系统、管道、分配系统和储存器等本身的缺点和养护不当而被微生物污染。

4. 空气　空气并不是微生物生长和繁殖的良好环境，但是未经处理的空气都会有悬浮的细菌、霉菌和酵母菌的存在。制药车间空气中的微生物污染程度与室内的洁净度、温度、湿度及人员活动情况有关。干燥的空气通常会比潮湿的空气所含的微生物多；正在运转的机器和较多的流动人员可使飞沫、尘埃、原材料粉尘悬浮于空气中，成为微生物附着的载体；工作人员讲话、咳嗽、打喷嚏等都能增加空气中微生物的数量。因此，药物生产环境要求有空气过滤、化学消毒或者紫外线等设备保持空气洁净，生产注射剂、眼科用药更是严格要求无菌的药物生产区。

5. 操作人员　在操作人员的体表和与外界相通的腔道中都存在着种类和数量不同的微生物，若操作人员不按正常操作规程操作，如没有严格洗手、工作衣帽不清洁、不戴口罩说话、咳嗽，可能将其所携带的微生物转移到药物。如果操作人员有不良的卫生习惯或皮肤伤口，甚至会有病原菌从操作人员的肛门附近或伤口周围转移到药物中。

6. 制药设备及包装容器　制药所用的一些设备，如粉碎机、药筛、灌装机、压片机、制丸机等生产工具，由于空气中的细菌沉降和操作人员的污染都有微生物孳生，特别是设备中不易清洗的死角，常常有大量的微生物滞留。包装容器或材料不清洁，可使含菌不多或已经消毒灭菌的药物制剂重新受到微生物污染，污染程度与包装材料的成分和储藏的条件有关，如玻璃容器和纸质包装材料易被真菌孢子污染，纸浆或软木的密封衬垫、蜡封则容易被霉菌污染。醋酸纤维素、聚乙烯、金属箔片等包装材料表面微生物含量会比较低。

第二节　药物中微生物的限定标准

根据药物给药途径和使用要求不同，一般将药物受微生物污染的限度划分为两大类。

一、规定灭菌药物

规定灭菌药物即规定用无菌法制备或制备后经无菌技术处理的不含活的微生物的

药物。这类药物包括注射剂（包括小体积注射剂和注射用冻干制剂）、输液剂、非注射用无菌液体制剂（如腔道灌洗剂、腹膜或血液透析液、吸入剂等）、眼用制剂及用于正常无菌体腔、严重烧伤和溃疡创面的外用药物。

二、非规定灭菌药物

包括各类口服药及用于局部的皮肤用药。这类药物因原材料的来源、剂型、制备方法及保存条件等原因，不可能达到无菌要求，药物中可能含有种类和数量不同的活的微生物。为了保证药物的卫生质量，非规定灭菌药物必须按《中国药典》的规定限制微生物的数量和种类。药物的微生物限定标准如表 20 – 1 所示。

表 20 – 1　药品微生物限定标准（个/g 或个/ml）*

剂型	细菌数	霉菌、酵母菌数	大肠埃希菌	金黄色葡萄球菌	铜绿假单胞菌
片剂	1000	100	—		
酊剂	100	100			
栓剂	100	10		—	
胶囊剂	1000	100	—		
软膏剂	100	100		—	—
一般眼膏剂	100	—		—	—
一般滴眼剂	100	—		—	—
丸剂（滴丸、糖丸等）	1000	100	—		
气雾剂	100	10			
糖浆剂	100	100			
膜剂	100/10cm²	10/10cm²	—		
颗粒剂	1000	100	—		
口服溶液剂、混悬剂、乳剂	100	100	—		
散剂	1000	100	—		
外用散剂	100	100			
滴耳剂	100	10			
滴鼻剂	100	10		—	
洗剂	100	100			—
搽剂	100	100			—
凝胶剂	100	100	—		

*注：单位是个/g 或个/ml；"—"为每1g 或1ml 中不得检出。

第三节　微生物引起的药物变质

一、药物受微生物污染后理化性质的改变

药物被微生物污染后，其理化形状可发生变化，而具体的变化与药物本身的物理性质、化学结构，以及受微生物污染的程度有关。

1. 物理性质的改变　药物受污染而变质后，会表现出药物外观及物理性状的变化：糖浆剂可形成聚合性黏丝；乳剂出现团块或砂砾；片剂、丸剂等固体制剂表面可出现变色、黏滑、斑点等；表面出现外形、颜色、硬度、黏性、澄清度等物理性状的改变；澄清透明的液体制剂可出现浑浊、沉淀或膜状物。

2. 化学性质的改变　几乎所有的有机物均可被微生物降解。因此，微生物污染药物后，可通过降解作用而引起药物化学性质的改变：出现泥腥味、苦味、酸味、芳香味等异常气味；一些微生物在代谢过程中可产生气体，使塑料包装膨胀甚至引起玻璃容器爆炸。

二、变质药物对人体健康的危害

药物受微生物污染后，不仅药物变质失效，造成经济损失，而且这些药物的疏忽使用对患者的健康造成严重的危害。①引起药源性感染，规定灭菌的注射剂、输液剂被微生物污染后输入人体内，可引起局部感染、菌血症、败血症，严重可导致患者感染死亡；铜绿假单胞菌污染的眼部用药制剂，可引起眼部化脓性感染，甚至角膜溃疡、穿孔致盲；一些软膏类外用药若污染有病原菌，在使用时有可能造成受损皮肤或烧伤创面的严重感染。②产生毒性，灭菌制剂被热原质污染后注入人体，轻者引起患者发热，重者可导致患者休克死亡。③降低疗效或增加不良反应，药物理化性质改变后，可导致药效降低或不良反应增加。如青霉素被产酶细菌降解后，失去药理作用的同时大大增加致敏性。

三、影响药物变质的因素

药物受微生物污染后出现变质受多方面因素的影响，其中主要有以下几个方面。

1. 污染量　少量的微生物污染不会产生可见的变质，但如果污染量很大，在微生物尚未生长繁殖时，即可引起药物的降解失活。

2. 营养因素　许多引起药物变质的微生物营养需求简单，代谢适应性强，而许多药剂组分含有微生物生长所需的碳源、氮源或无机盐类，甚至是通过离子交换法制备的软化水也可为许多水生的革兰阴性菌提供足够的营养物质。一些急性病原体由于缺乏生长因子不能在药品中繁殖，但是在干燥的环境中仍能长时间的存活并保持感染性。

3. 含水量　在片剂或其他固态药物中的含水量对微生物的生长繁殖影响较大，干燥后的药物如果包装不当或者贮存在潮湿的环境中，也会造成大量的微生物繁殖。

4. pH　药物制剂的 pH 影响制剂中微生物的生长繁殖。低 pH 的药品更容易受到霉菌和酵母菌的侵袭，而在碱性条件下，则不利于细菌、霉菌和酵母菌的生长，pH > 8 时，污染很少发生。

5. 贮存温度　微生物引起药物变质的温度在 -20 ~ 60℃范围内。

除了以上几个主要因素外，还有一些其他因素，如氧化还原电位、包装设计等影响药物变质。

四、防止微生物污染药物的措施

微生物可能通过药物生产过程中的多种渠道引起污染，如生产环境、原材料、操作人员、厂房设备、包装容器等。另外，不当的存储、运输和使用方式，也能引起微生物污染。因此，为了保证药物的质量，必须采取必要的措施，防止微生物污染药物。

1. 加强药品生产管理 为了在药品生产的全过程中把各种污染的可能性降至最低，目前我国已经开始实施《药品生产质量管理规范》（Good Manufacturing Practice, GMP）。GMP 是药品全面质量管理的重要组成部分。在药品的生产过程中，药厂的选址应考虑周围环境是否符合药物生产的卫生条件；厂房建筑和生产设备的设计应有利于清洗和消毒；无菌制剂车间的卫生标准应该严格要求，采用封闭式建筑，具备空气过滤装置，并经常采用紫外线或化学消毒剂消毒。严格把关原材料和生产用水的卫生标准，不合格的材料坚决不予投产。已制备好的药物及时采用符合卫生标准的包装材料包装并采用合适的贮存方法。对直接接触药品的人员进行健康监督管理，定期体格检出，凡患有传染病或是带菌者，以及有皮肤创伤、化脓感染的人员不得从事直接接触药品的工作。

2. 加强卫生监督和产品检验 药厂应配置专职人员，对药物的生产过程进行卫生技术监督。在药物生产过程中应该按规定不断进行各项微生物检查，以确保药品的卫生质量。

3. 使用合适的防腐剂 使用防腐剂来保存药物，一方面抑制药物中微生物的生长繁殖，另一方面减少微生物对药物的损坏作用。

目标检测

一、填空题

1. 药物中微生物的来源主要有_____、_____、_____、_____、_____、_____、_____。

2. 影响药物变质的因素主要有_____、_____、_____、_____、_____。

二、选择题

1. 以下哪些因素是药品中微生物的来源
   A. 空气　　B. 水　　C. 厂房　　D. 原材料　　E. 以上均是

2. 以下哪种药物为非规定灭菌的药物
   A. 注射剂　　B. 输液剂　　C. 膀胱灌洗剂　　D. 眼用制剂　　E. 胶囊剂

3. 以下哪项不是变质药物对人体健康造成的危害
   A. 发热　　B. 感染　　C. 休克甚至死亡　　D. 中毒　　E. 成瘾

4. 药物的 pH 在以下哪个范畴受微生物污染较少
   A. pH 3 ~ 4　　B. pH 5 ~ 7　　C. pH > 8　　D. pH < 3　　E. pH 6 ~ 8

5. 以下哪项措施不能有效地防止微生物污染药物

A. 严格把关原材料和生产用水的卫生标准

B. 对直接接触药品的人员进行健康管理监督

C. 使用合适的防腐剂来保存药物

D. 药品生产过程中执行严格的微生物检测

E. 无菌制剂车间采用开放式建筑，安装空气过滤装置

（郑曼玲）

第二十一章
与微生物有关的药物制剂

微生物在药学领域中的应用越来越广泛，尤其是在医药生产中，已广泛应用微生物发酵技术来制备各种药物，如抗生素、维生素、氨基酸、酶和酶抑制剂以及其他微生物制剂。

第一节　抗　生　素

一、抗生素的概念

抗生素，旧称抗菌素，原始含义是指某些微生物在代谢过程中产生的能抑制或杀灭其他微生物的物质。随着医药事业的迅速发展和抗生素研究的不断深入，抗生素的来源与应用已远远超出原来的范畴。目前，抗生素的来源除由微生物产生外，也可由动植物产生，某些抗生素还可用生物化学的方法合成。抗生素的应用也日益广泛，其作用不仅仅是抗菌，还有抗肿瘤、抗病毒、免疫抑制作用和其他多种生理活性。因此，抗生素比较确切的概念是：生物（包括微生物、植物和动物）在其生命活动过程中所产生的（或由其他方法获得的），能在低浓度下有选择性地抑制或影响他种生物功能的一类化学物质。

二、抗生素的分类

抗生素种类繁多，有多方面的用途，目前尚无统一的系统分类方法。习惯上以生产来源、化学结构、作用对象、作用机制等作为分类依据。常用的分类方法有以下两种。

1. 根据抗生素的产生来源分类

（1）放线菌产生的抗生素　放线菌是产生抗生素的主要来源，其中以链霉菌产生的抗生素最多，其次是小单孢菌属和诺卡菌属。放线菌产生的抗生素主要有链霉素、卡那霉素、四环素、红霉素、庆大霉素、利福霉素。其产生的抗真菌抗生素有两性霉素 B，抗癌抗生素有放线菌素 D、平阳霉素等。

（2）细菌产生的抗生素　产生抗生素的细菌主要是多黏芽孢杆菌和枯草芽孢杆菌、假单胞菌属的铜绿假单胞菌和肠道细菌。如多黏芽孢杆菌产生的多黏菌素、枯草芽孢杆菌产生杆菌肽等。

（3）真菌产生的抗生素　目前临床广泛应用的有青霉菌属产生的青霉素和头孢菌属产生的头孢菌素。

（4）植物和动物产生的抗生素　如地衣和藻类植物产生的地衣酸、从被子植物蒜中制得的蒜素以及从动物脏器中制得的鱼素等。

2. 根据抗生素的化学结构分类

（1）β - 内酰胺类抗生素　含有一个四元内酰胺环，如青霉素、头孢菌素类及其衍生物。

（2）四环素类　以四并苯为母核，如四环素、金霉素、土霉素、甘氨酰环素等。

（3）氨基糖苷类抗生素　含有氨基糖和氨基环醇的结构，如链霉素、卡那霉素、庆大霉素、妥布霉素、阿米卡星等。

（4）大环内酯类抗生素　以一个大环内酯作为配糖体并以苷键和 1~3 个分子糖相连，如红霉素、螺旋霉素、克拉霉素、阿奇霉素等。

（5）多肽类抗生素　由多种氨基酸组成的小分子多肽，如多黏菌素、杆菌肽等。

三、医用抗生素的基本要求

1. 较大的差异毒力　差异毒力即指抗生素对微生物或肿瘤细胞的抑制或杀灭作用与其对机体损害程度的差异比较。抗生素的差异毒力愈大，则愈有利于临床应用。差异毒力是由抗生素的作用机制所决定的，当某种抗生素抑制了微生物的某一代谢环节，而此环节又恰是宿主所不具有的，该抗生素就具备有较大的差异毒力。如青霉素能抑制细菌细胞壁的合成，而人和动物的细胞并没有细胞壁，因而，青霉素应用于人和动物后，既能杀灭体内的敏感菌，又对机体的细胞没有损害，故临床应用非常广泛。

2. 生物活性强　生物活性强大体现在极微量的抗生素就对微生物具有抑制或杀灭作用。抗生素抗菌活性的强弱通常用最低抑菌浓度（MIC）来表示。MIC 是指能抑制微生物生长所需的最低浓度，一般以 $\mu g/ml$ 为单位，数值越小，则作用越强。

3. 抗菌谱广　由于不同的抗生素的作用机制不同，因而各种抗生素都具有一定的抗菌和抗瘤活性和范围。抗菌谱即指抗生素所能抑制或杀灭的微生物的范围和所需剂量。抗菌谱广的抗生素称为广谱抗生素，抗菌谱窄的抗生素称为窄谱抗生素。相应的，抗肿瘤的抗生素也有一定的抗瘤谱。

此外，良好的抗生素还应该具备不易引起抗药性和超敏反应，不良反应小，吸收快和血药浓度高等优点。

第二节　与微生物有关的其他药物制剂

一、维生素

维生素是人类必需的一类营养物质，也是一类重要的药物，不仅可以有效地治疗和预防维生素缺乏症，还可与许多药物联合使用，增强药物的作用以及防止、减轻药物的不良反应。目前采用微生物发酵法生产的维生素有维生素 C、维生素 B_2、维生素 B_{12}、β - 胡萝卜素等，其中以维生素 C 的生产规模最大。

（一）维生素 C

维生素 C 又称为抗坏血酸，在医疗上主要用于治疗坏血症，还可作为抗感染的辅助药物。

维生素 C 的生产方法有化学合成法、半合成法和两步发酵法、重组菌一步发酵法等。目前工业上采用的两步发酵法有两种：①由醋酸杆菌将 D - 山梨醇氧化成 L - 山梨糖后，再由假单胞菌使 L - 山梨糖直接氧化成 2 - 酮 - L - 古龙酸，然后用盐酸酸化为维生素 C。②应用欧文菌直接使葡萄糖转化成 2，5 - 二酮 - D - 葡萄糖酸，再用棒状杆菌使 2，5 - 二酮 - D - 葡萄糖酸形成 2 - 酮 - L - 古龙酸，最后盐酸化为维生素 C。随着基因工程技术的迅速发展，目前已成功地运用基因工程技术构建重组菌株，可直接将葡萄糖发酵生成 2 - 酮 - L - 古龙酸，使维生素 C 的生产工艺大大简化。

知识链接

1991 年瑞典一家药厂以 550 万元人民币买走上海三维制药公司维生素 C 两步发酵法专利，创造了我国医药史上第一项软技术出口的记录。

（二）维生素 B_2

维生素 B_2 有称为核黄素，在自然界中多数与蛋白质结合存在，又称为核黄素蛋白。维生素 B_2 是动物和许多微生物生长的必需因子，在临床上主要用于治疗眼角膜炎、白内障、结膜炎、皮炎等。工业生产目前常用的菌种有棉病囊霉、阿舒假囊酵母等，主要为发酵法，基本上和抗生素的发酵相似。

（三）维生素 B_{12}

维生素 B_{12} 是含钴的有机化合物，又称为钴维生素或钴胺素。维生素 B_{12} 是维持机体正常生长和造血功能的一种重要的维生素，也是治疗儿童恶性贫血的首选药物。维生素 B_{12} 主要用微生物来生产，能产生维生素 B_{12} 的微生物有细菌和放线菌。生产有两种方法：一种是从链霉素、庆大霉素等发酵后的废液中提取，但产量很低；另一种方法是用薛氏丙酸杆菌等微生物直接发酵生产。

二、氨基酸

氨基酸是构成蛋白质的基本单位，是人体和动物的重要营养物质，被广泛地应用于食品、饲料、医药、化工、农业等方面。在医药上用量最大的是氨基酸输液，用于给手术后或烧伤等患者补充大量蛋白质。此外，一些氨基酸及其衍生物可以用来治疗多种疾病。目前，投入使用的20多种氨基酸均能用微生物进行发酵生产，其中产量最大的是谷氨酸和赖氨酸。

（一）谷氨酸

谷氨酸是利用微生物发酵法生产的第一个氨基酸，目前产量居所有氨基酸之首，在医疗上可用于治疗肝昏迷、神经衰弱、配制营养注射液等。谷氨酸产生菌主要是谷氨酸棒状杆菌、黄色短杆菌、扩展短杆菌等。

（二）赖氨酸

赖氨酸是人体必需的氨基酸之一，临床上可用于改善肝功能、治疗肝硬化以及用作儿童营养添加剂和配制营养注射液等。目前赖氨酸的微生物发酵菌主要是谷氨酸棒状杆菌、北京棒状杆菌、黄色短杆菌等谷氨酸细菌的营养缺陷型，主要利用代谢的阻断来生产大量的赖氨酸。

三、酶及酶抑制剂

（一）酶制剂

酶是生物产生的具有催化能力的蛋白质，是生物进行新陈代谢活动必不可少的生物催化剂。目前，酶制剂已经被作为一类药物用来治疗某些疾病，同时也可以作为临床诊断试剂以及用来筛选某些新药物。临床上较常用的酶制剂以下几种。

1. 链激酶和链道酶　主要是由乙型溶血性链球菌的某些菌株产生的胞外酶。链激酶能激活血浆中的溶纤维蛋白原转变成溶纤维蛋白酶，后者可以溶解纤维蛋白凝块，可用于治疗脑血栓和溶解其他部位的血凝块。链道酶是一种DNA酶，可使脓液中的脱氧核糖核蛋白和DNA分解成小分子片段，使脓液的黏稠度降低，临床用于治疗脓胸，液化脓液。

2. 透明质酸酶　透明质酸酶是一种糖蛋白，又称为扩散因子，广泛存在于动物血浆、组织液等体液中。其产生菌有化脓性球菌、产气荚膜梭菌等。透明质酸酶能分解组织基质中的透明质酸，使组织间出现间隙，有利于局部的积液加速扩散。如将其与其他注射药物同时应用，可使皮下注射的药物加速扩散，利于药物的吸收。临床上也可用于手术后组织肿胀和外伤血肿，可使血肿消退并减轻疼痛。

3. 天冬酰胺酶　天冬酰胺酶是由大肠埃希菌等产生的。其主要的作用是水解天冬酰胺成为天冬氨酸与氨。某些肿瘤细胞的生长需要依赖正常细胞提供天冬酰胺，所以临床使用此酶制剂来消耗体内的天冬酰胺，从而抑制肿瘤细胞的生长，用以治疗白血病和其他肿瘤疾病。

（二）酶抑制剂

这是一类由微生物产生的具有生物活性物质的小分子物质，能抑制酶的活性，调节人体生理功能，增强机体的免疫力和疾病治疗等多方面的作用。目前，由微生物产生的酶制剂已有数十种，在临床的应用非常广泛，如链霉素产生的蛋白酶抑制剂（抑肽素）可用于治疗胃溃疡、急性胰腺炎等疾病；淀粉酶抑制剂如泛涎菌素用于治疗糖尿病；β–内酰胺酶抑制剂可用于治疗抗药菌感染。此外，还有细胞膜表面酶抑制剂、肾上腺素合成酶抑制剂等。

四、菌体制剂与活菌制剂

（一）菌体制剂

临床上常用的菌体制剂有疫苗、酵母片和真菌类的中药材。酵母片是经过高温干燥处理的酵母，用于治疗维生素 B 族缺乏症及消化不良等疾病。一些高等真菌如灵芝、冬虫夏草、茯苓等含有的多糖成分具有药用价值，能调节机体代谢、增强机体免疫功能，临床用于高血压、糖尿病、肿瘤等疾病的辅助治疗。

（二）活菌制剂

活菌制剂是根据人体微生态学的基本原理，利用人体正常菌群的某些活菌，经过人工繁殖等方法制成，如乳酸杆菌制剂（乳酶生）、双歧杆菌制剂等，用于调整肠道菌群失调、治疗肠功能紊乱、腹泻病和婴幼儿保健等。

五、其他制剂

（一）核酸类药物

核酸类药物包括嘌呤核苷酸、嘧啶核苷酸及其衍生物。目前已采用微生物的发酵法和酶解法产生肌苷、肌苷酸、鸟苷、鸟苷酸、腺苷和腺苷酸等。肌苷和辅酶 A 可辅助治疗心脏病、肝病、白血病等；ATP 用于治疗代谢紊乱，辅助治疗心脏病、肝病。

（二）生物碱

微生物也可以合成某些种类生物碱，如利用紫麦角菌产生麦角碱，在临床上用作子宫收缩剂。

（三）微生物多糖

微生物产生的多糖种类很多，如由肠膜明串珠菌产生的右旋糖酐，可作为血浆代用品，临床上用于抗休克、消毒和解毒。环状糊精在医药工业上用作稳定剂，增加药物稳定性。

目标检测

一、填空题

1. 医疗用抗生素的基本要求有：＿＿＿＿＿＿＿、＿＿＿＿＿＿＿、＿＿＿＿＿＿＿。

2. 抗生素的差异毒力愈＿＿＿＿＿＿，则愈有利于临床应用。

二、选择题

1. 抗生素的应用范畴

　　A. 抗菌　　　B. 抗病毒　　　C. 抗肿瘤　　　D. 免疫抑制　　　E. 以上均是

2. 以下属于活菌制剂的是

　　A. 链激酶　　　B. 透明质酸酶　　　C. 乳酶生　　　D. 抑肽素　　　E. 青霉素酶

3. 抗生素的生物活性强弱用＿＿＿＿＿＿来衡量

　　A. 最高抑菌浓度　　　B. 最低抑菌浓度　　　C. 最高杀菌浓度　　　D. 最低杀菌浓度

　　E. 抗菌活性

4. 可以用微生物发酵的维生素不包括

　　A. 维生素 C　　　B. 维生素 B_{12}　　　C. 维生素 E　　　D. β – 胡萝卜素

　　E. 维生素 B_2

（郑曼玲）

实验部分

实验一　细菌的形态检查

【实验目的】

（1）初步学会显微镜油镜的使用与维护，熟悉掌握革兰染色法技术，为细菌鉴定与药物微生物检验奠定基础。

（2）具有科学、严谨的工作态度和合作精神。

【实验用品】

1. 标本　葡萄球菌、大肠埃希菌菌液或菌落，球菌、杆菌涂片染色标本。

2. 革兰染色设备　革兰染色液（套）、染色架、染色盘、冲洗瓶。

3. 器材　酒精灯、接种环、载玻片、打火机、生理盐水、吸水纸，光学显微镜、香柏油、二甲苯或是无水酒精与乙醚的混合洗镜头液、擦镜纸。

【方法与步骤】

（一）显微镜的结构（实验图 1－1）

以 L1000A 型光学显微镜为例介绍普通光学显微镜的结构。

1. 机械部分

（1）镜座　是显微镜的底座，用以支持整个镜体。

（2）镜臂　是取放显微镜时手握部位。

（3）镜筒　连在镜臂的前上方，镜筒上端装有目镜，下端装有物镜转换器。

（4）物镜转换器（旋转器）　可自由转动，盘上有 3～4 个圆孔，是安装物镜部位，转动转换器，可以调换不同倍数的物镜，当听到碰叩声时，方可进行观察，此时物镜光轴恰好对准通光孔中心，光路接通。

（5）载物台　在镜筒下方，呈四方形，用以放置玻片标本。载物台的中央有一通光孔，载物台上装有玻片标本推进器（推片器），推进器一侧有弹簧夹，用以夹持玻片标本，载物台下有推进器调节轮，可使玻片标本做左右、前后方向的移动。

（6）调节器　有大小两种螺旋，调节时使载物台做上下方向的移动。

①粗调节器（粗螺旋）　大螺旋称粗调节器，移动时可使载物台做快速和较大幅度的升降，所以能迅速调节物镜和标本之间的距离使物像呈现于视野中，通常在使用低

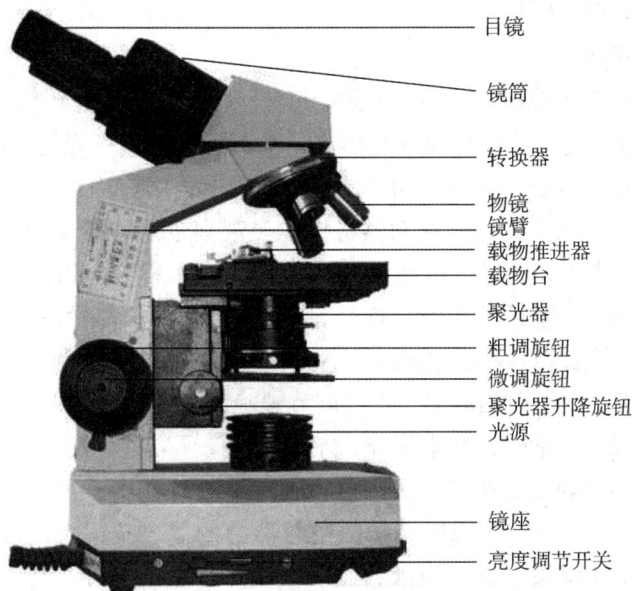

实验图 1 – 1　L1000A 型光学显微镜结构

倍镜时，先用粗调节器迅速找到物像。

②细调节器（细螺旋）　小螺旋称细调节器，移动时可使载物台缓慢地升降，多在运用高倍镜时使用，从而得到更清晰的物像，并借以观察标本的不同层次和不同深度的结构。

2. 光学部分

（1）目镜　装在镜筒的上端，通常备有 2~3 个，上面刻有 5×、10× 或 15× 符号以表示其放大倍数，一般装的是 10× 的目镜。

（2）物镜　装在镜筒下端的转换器上，一般有 3~4 个物镜，其中刻有"10×"符号的为低倍镜，刻有"40×"符号的为高倍镜，最长的刻有"100×"符号的为油镜。

显微镜的放大倍数 = 物镜的放大倍数 × 目镜的放大倍数，如物镜为 10×，目镜为 100×，其放大倍数就为 10 × 100 = 1000。

（3）光源　在镜座上方，打开光源开关，用亮度调节开关调节合适的亮度。有些显微镜使用反光镜采光。反光镜装在与光源相同的位置上，可向任意方向转动，它有平、凹两面，其作用是将自然光源光线反射到聚光器上，再经通光孔照亮标本，凹面镜聚光作用强，适于光线较弱或用油镜观察的时候使用，平面镜聚光作用弱，适于光线较强时使用。

（4）聚光器（集光器）　位于载物台下方的聚光器架上，由聚光镜和光圈组成，其作用是把光线集中到所要观察的标本上。在载物台下方有一调节螺旋，可升降聚光器，以调节视野中光亮度的强弱；光圈在聚光镜下方，由十几张金属薄片组成，其外侧伸出一柄，推动它可调节其开孔的大小，以调节光亮度的强弱。

（二）油镜的使用和维护

1. 油镜的使用步骤

（1）对光　将低倍镜对准中央聚光器，上升聚光器，开大光圈，调节光源亮度的调节旋钮调整到合适亮度。以灯光（自然光）为光源时使用反光镜的凹面。

（2）标本放置　将玻片涂菌面朝上放于载物台上，用玻片夹固定。

（3）视野选取　调节载物台移动器将标本要观察范围移置物镜下，先在低倍镜下观察，将需要进一步放大的区域移到视野中央，调节到最清晰状态。

（4）油镜观察　一手调节物镜转换器将低倍镜调离视野，另一手在玻片待检部位滴上一滴香柏油，然后旋转物镜转换器，从侧面观察，将油镜镜头转到垂直对于标本的位置，此时油镜头浸于香柏油中，用细调节螺旋调节至物像清晰。

（5）记录　观察标本时，两眼睁开，左眼看镜筒，右眼可配合绘图或记录。

2. 油镜的维护　观察完毕，先关掉电源，取下玻片，用擦镜纸将油镜头的油轻轻拭去。若油干了，可蘸二甲苯或用无水酒精与乙醚的混合洗镜头液等擦拭，再用干净擦镜纸擦去遗留在油镜头上的洗镜液，然后把镜头转离聚光器，成"八"字或"品"字，以免与聚光器碰撞。竖起反光镜，下降载物台，收好电源线，罩上镜套，放回原位。显微镜要放在平稳干燥的地方，以免镜头发霉和损坏。

（三）革兰染色法

1. 制作细菌涂片标本　涂片—干燥—固定。

（1）涂片　在洁净的载玻片上滴上一滴生理盐水（不宜过多），用灭菌接种环挑取菌落于载玻片上的生理盐水涂布成 $1cm^2$ 或蚕豆大小的半透明菌膜。如用菌液，可直接挑取 1~2 环菌液涂在玻片中央。接种环经火焰灭菌后方能放回原处。

（2）干燥　涂片制成后，在空气中使其迅速干燥，以免细菌皱缩变形。若需加快干燥速度，将涂布面朝上，置于火焰上方慢慢烘干，切勿紧贴火焰。

（3）固定　玻片干燥后，火焰加热法固定，即中速通过火焰 3 次进行固定，以玻片反面接触手背皮肤，热而不烫为宜。注意涂布面向上，其目的是杀死细菌，并使细菌较牢固黏附于载玻片，以免在染色时被染色液或水洗冲掉。

2. 染色　将制好的细菌涂片标本的涂菌面向上放置在染色架上，按下列步骤进行染色。

（1）初染　加结晶紫染液 1~2 滴初染 1 分钟，细流水冲洗，将玻片上的积水甩去。

（2）媒染　加碘液 1~2 滴染 1 分钟，细流水冲洗，甩去积水。

（3）脱色　加脱色液数滴，不时摇动约 30 秒至无紫色逸出，细流水冲洗，甩去积水。

（4）复染　加复染液 1~2 滴染 1 分钟，细流水冲洗，用吸水纸印干即成。

【注意事项】

（一）油镜使用与维护注意

（1）取显微镜时要一手握镜臂，一手托镜座，轻拿轻放。

（2）用擦镜纸拭擦镜头。

（3）使用油镜时切勿倾斜载物台，以免香柏油流出来。

（4）当油镜头离开玻片上的香柏油时，是不能看清物像的。此时重新操作要按照从低倍镜至油镜顺序，勿用高倍镜观察，以免镜油沾污高倍镜头。

（二）革兰染色时注意

（1）菌液涂在玻片中央，呈半透明。取菌落涂片时，菌量不宜过多，以免涂片过厚影响观察结果。

（2）菌液必须完全干燥才能固定。

（3）水洗时避免把菌膜冲掉。

（4）染色完成后用吸水纸印干玻片上的积水，不能拭擦。

【实验报告】

（一）结果记录

经革兰染色，大肠埃希菌呈_____色，染色性为_____性；葡萄球菌呈_____色，染色性为_____性。

（二）分析与思考

1. 为什么要用油镜观察细菌形态？如何识别油镜头？

2. 使用油镜后如何维护显微镜？

（熊群英）

实验二　细菌的人工培养

【实验目的】

（1）认识培养基的制备过程及常用培养基的种类。

（2）学会细菌接种工具的使用方法及无菌操作法。

（3）熟练掌握细菌在培养基中生长现象特征。

【实验用品】

1. 试剂　牛肉膏、蛋白胨、氯化钠、琼脂、蒸馏水；各种培养基。

2. 菌种　葡萄球菌、大肠埃希菌、痢疾杆菌、枯草芽孢杆菌、链球菌。

3. 器材　三角瓶、试管、量筒、吸管；天平称、pH试纸、酒精灯、接种环、接种针。

【方法与步骤】

（一）培养基的制备过程及常用培养基的种类

1. 一般培养基的制备过程　准确称量培养基各成分→混合溶解→测定及矫正pH→分装、包装→灭菌→检定→保存。

2. 常用培养基的种类　根据不同细菌的营养要求及实验目的制成的培养基种类很

多，按培养基的作用可分为：

（1）基础培养基　含有细菌需要的最基本营养成分，如普通肉汤培养基、半固体培养基、普通琼脂培养基（固体）。

（2）营养培养基　用于营养要求较高的细菌培养，如血琼脂培养基（在普通琼脂培养基中加入5%～10%脱纤维动物血）、血清肉汤培养基（在普通肉汤培养基中加入血清）。

（3）选择培养基　可选择性抑制非病原菌的生长，有利于分离病原菌，如中国蓝琼脂培养基、SS琼脂培养基。

（4）鉴别培养基　是供细菌生化反应试验用的，以鉴定细菌，如糖发酵管、含铁双糖培养基。

（二）细菌的接种法

1. 平板划线接种法　主要用于细菌分离培养，获得纯菌。方法：①右手以持笔式握接种环，在火焰上灭菌后，挑取葡萄球菌和大肠埃希菌混合液一环；②左手持琼脂平板，以左手拇指和示指将平板盖顶起启开、右手将取了菌液的接种环伸入平板，与平板培养基面约成45°，进行分区（3～4区）划线（实验图2-1），盖好平板，将接种环灭菌，在平板底部贴上标签。

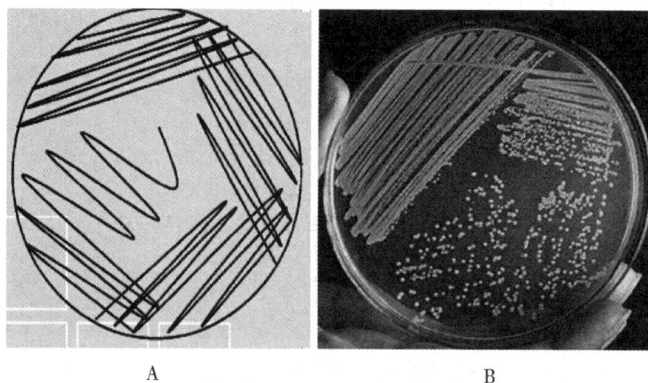

实验图2-1　平板分区划线法
A. 分区划线　B. 结果观察

2. 液体培养基接种法　用无菌手法，以接种环挑取待种的细菌菌落少许，左手将肉汤稍倾斜，右手小指与手掌挟拔试管塞，夹于指掌间（勿乱放，下同），将接种环伸入肉汤管内，并在接近试管底的液面与试管壁交界处轻轻研磨，将细菌涂在试管壁，垂直试管，塞上试管塞，轻轻摇动，将接种环灭菌，在培养基上贴上标签。

3. 半固体培养基接种法　用无菌手法，以接种针挑取单个大肠埃希菌或痢疾杆菌菌落少许；左手持半固体培养基试管，右手小指和手掌挟拔试管塞，试管口通过火焰灭菌，将挑有细菌的接种针伸入试管内，垂直刺入半固体培养基约2/3，之后沿穿刺线退出接种针，管口灭菌，塞上试管塞，将接种针灭菌，在培养基上贴上标签（实验图2-2）。

将以上接种好的培养基放置在37℃恒温箱中培养18～24小时后，观察结果。

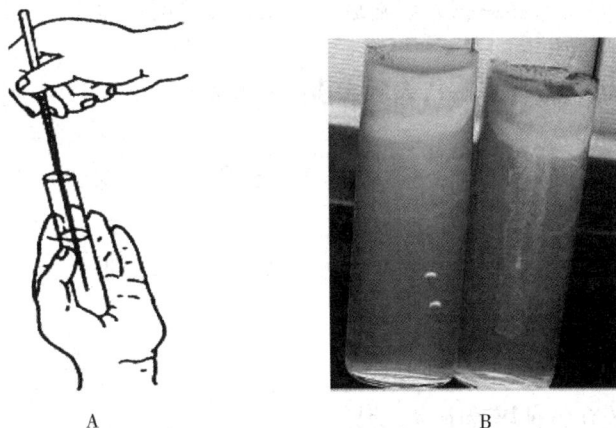

实验图2-2 半固体接种法
A. 穿刺接种法 B. 动力试验结果观察 左：阴性，右：阳性

（三）细菌的生长现象观察

1. 细菌在液体培养基（肉汤）中生长现象 将葡萄球菌、链球菌、枯草杆菌种入肉汤管培养基中，37℃恒温箱中培养18～24小时观察生长现象。可见葡萄球菌呈均匀浑浊生长，枯草芽孢杆菌在液面形成菌膜，链球菌则在试管底呈沉淀生长（实验图2-3）。

2. 细菌在琼脂平板上生长现象 形成菌落和菌苔。观察菌落的大小、形态、透明度、颜色、表面湿润度与边缘是否整齐，菌落周围有无溶血环等（实验图2-1）。

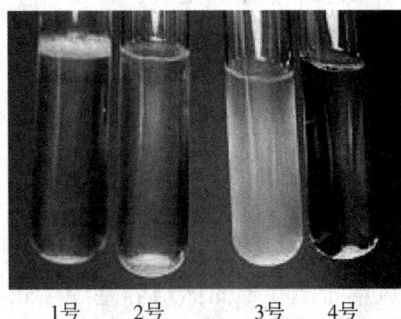

实验图2-3 细菌在液体培养基上的生长现象
1号管：枯草芽孢杆菌；2号管：链球菌
3号管：葡萄球菌；4号管：对照（无菌）

3. 细菌在半固体培养基中生长现象（动力试验） 将大肠埃希菌和痢疾杆菌分别用接种针穿刺接种于半固体培养基中，置37℃恒温箱中培养18～24小时后，观察结果（实验图2-2）。

大肠埃希菌：沿穿刺线向周围扩散生长，穿刺线模糊，整个培养基浑浊，动力试验阳性。

痢疾杆菌：沿穿刺线生长，穿刺线清晰，周围培养基仍为透明，动力试验阴性。

【注意事项】

（1）细菌接种时必须严格执行无菌操作。

（2）灭菌的接种环（针）须冷却后方可挑取细菌，以免烫死细菌，使用后的接种环（针）需行反向烧灼灭菌，以免形成气溶胶而污染环境。

（3）带菌的接种环（针）进出试管时，动作要快速准确，不要碰及试管口和内壁。试管塞不离手。

（4）平板划线时，培养皿在火焰附近，其盖打开角度不超45°，更不能将盖子置于操作台上，以免被污染。

（5）平板划线时，接种环与培养基表面的夹角应为30°～45°，运用腕力，切忌划破培养基，而影响结果观察。

（6）半固体接种时，接种针与培养基表面垂直下行，不要左右抖动，不能刺到管底。

（7）接种完后，务必要将接种环（针）灭菌，才能放回原处。

【实验报告】

（一）记录示教培养基的名称

（二）记录细菌在各种培养中生长现象

1. 细菌在琼脂平板上可观察到菌落的_____、_____、_____、_____、_____、_____等。不同的细菌有不同的菌落形态，故可用以鉴别细菌。

2. 细菌在液体培养基（肉膏汤）中生长现象

葡萄球菌呈_____生长

链球菌呈_____生长

枯草杆菌呈_____生长

3. 细菌在半固体培养基中生长现象

痢疾杆菌在半固体培养基中生长特点是_____，动力试验_____性，说明该菌_____鞭毛。

大肠埃希菌在半固体培养基中生长特点是_____，动力试验_____性，说明该菌_____鞭毛。

（三）分析与思考

细菌在培养基中生长现象的观察对你所学专业有什么意义？

（熊群英）

实验三　细菌的分布与消毒灭菌

【实验目的】

（1）熟悉高压蒸汽灭菌器的使用方法及注意事项。

（2）了解微生物在自然界和正常人体的分布。

（3）学会判读细菌药敏试验的结果，熟悉其意义。

（4）在工作中树立无菌意识，防止微生物的污染。

【实验用品】

1. 培养基　普通琼脂培养基、肉汤培养基、血平板。

2. 器材 无菌棉签、无菌生理盐水、酒精灯、标记笔、紫外灯、小镊子、接种环、沸水浴、手提式高压蒸汽灭菌器、干烤箱等。

3. 其他 无菌纸片（普通白纸剪为约 3cm×3cm 大小的纸片灭菌备用）、药敏纸片、不产生芽孢细菌和产芽孢细菌（菌种）、2.5%碘酊、75%酒精、95%酒精等。

【方法及步骤】

（一）细菌分布检查

1. 空气中细菌的检查 取普通琼脂平板 2 个，采集两个不同场所空气标本进行培养。方法：到达目的地后，将盖打开，暴露于空气中 10 分钟，然后盖上盖，于平板底面做好标记（取材时间、地点），置 37℃温箱培养 18～24 小时后观察结果。

2. 咽喉部细菌的检查

（1）咽拭子法 每两个同学为一组，取血琼脂平板 1 个，在平板底部正中画线一分为二，两位同学互相用无菌棉签于咽部采集标本，并将标本涂于血琼脂平板一边，再用接种环划线接种。在平板底面注明标记，置 37℃温箱培养 18～24 小时后观察结果。

（2）咳碟法 取血琼脂平板 1 个，将盖打开，置于口腔前 10cm 处，用力咳嗽数次，将盖盖好，在平板底面注明标记，置 37℃温箱培养 18～24 小时后观察结果。

（二）消毒灭菌试验

1. 皮肤消毒实验 每两位同学为一组，取 1 个普通琼脂平板，用蜡笔将平板底部划分为五格，标明序号，两人用手指在培养基上各涂一格，然后用碘伏（酒）消毒手指后再各涂另一格，留一格作对照，盖好盖，做好标记，置 37℃温箱培养 18～24 小时后观察结果。

2. 紫外线杀菌实验 取普通琼脂平板 1 个，用接种环密集划线接种大肠埃希菌后，以无菌镊子把经灭菌的长方形纸片贴于平板中央，打开平皿盖的 2/3，将平板放在紫外线灯下 20～30cm 处照射 30 分钟，除去纸片（置于消毒液中或烧掉，勿乱丢），置 37℃温箱培养 18～24 小时后观察结果（实验图 3-1）。

3. 常用消毒灭菌器及除菌滤器介绍

（1）高压蒸汽灭菌器

构造：高压蒸汽灭菌器是一个双层的金属圆筒，两层之间盛水。外层坚厚，其上或前方有金属厚盖。盖旁附有螺旋，借以紧闭盖门，使蒸汽不能外溢。灭菌器上装有排气阀门、安全活塞、温度计及压力表等装置。器内装有带孔的金属隔板，用以放置欲灭菌物体。

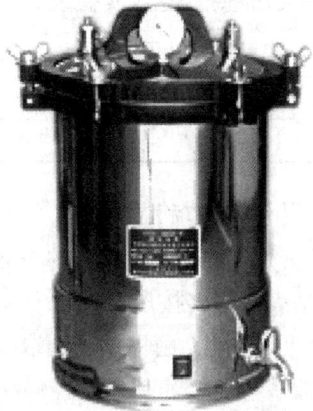

实验图 3-1 高压蒸汽灭菌器

用法：加水至外筒内，被灭菌物件放入内筒，不宜过挤。将灭菌器盖子盖上，拧紧螺旋使之密闭。灭菌器下用煤气或电炉等加热，同时打开排气阀门，使灭菌器内的冷空气完全逸出，否则压力表上所示压力并非全部是蒸汽压力，会导致灭菌不彻底。待冷空气全部排出后，关闭排气阀。继续加热，待压力表渐渐升至所需压力（一般是 103.4kPa），此时筒内温度为 121.3℃，维持 15～20 分钟。灭菌时间到达后，停止加热，打开阀门放气或待压力自行降至零时，徐徐开放排气阀，排除余气开盖取物。切不可在压力尚未降低为零强行开盖取物，以免被灭菌器中的液体等冲出外溢、手术器械、敷料、传染性污物等都可应用本法灭菌。

（2）干热灭菌器（干烤箱）

构造：干热灭菌器是由双层铁板制成的方形金属箱，外壁内层装有隔热的石棉板。箱底放置有热源或在箱壁中装置电热线圈。内壁上有数个孔，供空气流通用。箱前有铁门及玻璃门，箱内有金属箱板架数层。电热烤箱的前下方装有温度调节器，可以保持所需的温度。

用法：将培养皿、吸管、试管等玻璃器材包装后放入箱内，闭门加热。温度上升至160~170℃，保持2小时。到达时间后，停止加热，待温度自然下降至40℃以下，方可打开取物，否则冷空气突然进入，易引起玻璃炸裂。一般吸管、试管、培养皿、凡士林、液体石蜡等用本法灭菌。

（三）药物敏感实验（纸片法）

（1）用接种环取大肠埃希菌或葡萄球菌液体培养物，密集划线涂布于整个琼脂平板表面。

（2）待平板上菌液稍干后，用镊子以无菌操作手法将各种抗生素药敏纸片，贴于已接种好细菌的平板培养基表面，一次贴成，不得移动。每取一种药敏纸片前，均须先灭菌镊子并冷却。每张药敏纸片中心间距应大于24mm，纸片中心距平板边缘不少于15mm，直径为90mm的平板可贴6张纸片。

（3）将平板放入37℃温箱培养24小时观察结果。若细菌对某种抗生素敏感，则在药敏纸片周围有一圈无细菌生长的区域，称抑菌圈。通过测量抑菌圈直径的大小，判断药物的敏感度（实验表3-1）。

实验表3-1 药物敏感实验判定标准

抑菌圈直径（mm）	20以上	15~20	10~14	10以下	0
敏感度	极敏	高敏	中敏	低敏	不敏

【注意事项】

（1）测定皮肤细菌的分布时，受试者中指指腹分别在未消毒区域和消毒区域的培养基表面轻轻按压涂抹。

（2）用无菌棉拭子蘸取无菌生理盐水后轻擦拭受试者口腔咽喉部黏膜，然后将无菌棉拭子在培养基表面轻轻涂抹。

（3）药物敏感试验过程中，药敏纸片贴于平板表面时注意纸片间距。

【实验报告】

（一）记录微生物的分布检查试验结果

标本采集部位	检查结果（微生物种类数及菌落数）	结果分析
空气		
咽喉		

（二）记录消毒灭菌试验结果

1. 皮肤消毒试验

状态	结果（微生物种类数及菌落数）	结果分析
消毒前手指皮肤		
消毒后手指皮肤		
对照（不接种）		

2. 紫外线杀菌试验

试验结果：平板上用纸片遮盖部分_____（有/无）菌生长，用平板盖遮盖部分_____（有/无）菌生长，未遮盖部分_____（有/无）菌生长。这说明紫外线具有_____作用，但_____力弱。

（三）药物敏感试验（纸片扩散法）结果

细菌 抗生素	大肠杆菌		金黄色葡萄球菌	
	抑菌圈直径（mm）	敏感度	抑菌圈直径（mm）	敏感度

（四）分析与思考

1. 细菌在培养基中生长现象的观察对你所学专业有什么意义？
2. 药物敏感试验有何实际意义？

（熊群英）

实验四　免疫学实验

【实验目的】

（1）掌握　动物Ⅰ型超敏反应试验原理。
（2）熟悉　常用免疫防治的生物制剂。
（3）了解　常见变应原。

【实验用品】

常见各种变应原、常用免疫防治的生物制剂、豚鼠、鸡蛋、注射器等。

【方法与步骤】

（一）常见过敏原认知（示教）

根据进入途径不同，常见引起过敏反应的变应原如下（实验表4-1）。

实验表 4 - 1 常见变应原

途径	变应原	展示
呼吸道	花粉、尘螨、真菌菌丝、动物皮毛	鲜花、发霉食物、兔毛制品
消化道	蛋、奶、鱼、虾、蟹贝等	鸡蛋、牛奶、虾
皮肤	药物、油漆、寄生虫等	药物、油漆

（二）常用免疫防治的生物制剂

1. 人工自动免疫常用生物制品 卡介苗、脊髓灰质炎疫苗、乙型肝炎疫苗、白百破三联疫苗、麻疹疫苗、脑膜炎奈瑟菌多糖菌苗、乙型脑炎疫苗、狂犬病疫苗、腮腺炎疫苗、甲型肝炎疫苗、百日咳菌苗、流感疫苗、白喉类毒素、破伤风类毒素。

2. 人工被动免疫常用生物制品 破伤风抗毒素、白喉抗毒素、抗狂犬病病毒免疫血清、肉毒抗毒素血清、丙种球蛋白、胎盘球蛋白。

3. 免疫治疗常用生物制品 干扰素、IL - 2、转移因子。

4. 免疫诊断常用生物制品 伤寒 O 菌液，甲型、乙型、丙型副伤寒 H 菌液，伤寒 O 诊断血清、伤寒 H 诊断血清，志贺菌诊断血清。

（三）豚鼠过敏反应（示教）

1. 致敏注射 取健康豚鼠 2 只（其中 1 只备用），每只腹腔或皮下注射 1∶10 稀释的鸡蛋清溶液 0.5ml，使之致敏，并用染料涂体，做好标记。

2. 发敏注射 取致敏注射 2～3 周后的豚鼠 1 只，心内注射 1∶2 稀释的鸡蛋清溶液 1ml；另取未致敏的豚鼠 1 只，同样心内注射 1∶2 稀释的鸡蛋清溶液 1ml，作为对照。

3. 结果观察 致敏豚鼠经发敏注射后数分钟至 10 分钟内，出现不安、搔鼻、喷嚏、竖毛、呼吸困难、抽搐、大小便失禁及痉挛性跳跃等症状，严重者于数分钟内死亡，解剖可见肺气肿。对照豚鼠因系初次注射，故不出现上述反应。

【注意事项】

（1）注意区别人工自动免疫、人工被动免疫常用生物制品的不同。

（2）仔细观察豚鼠过敏反应的症状。

【实验报告】

1. 除了展示的变应原，你还知道有哪些？有何后果？

2. 记录豚鼠过敏试验结果，并分析各豚鼠结果差异的原因。

（熊群英）

实验五　常见寄生虫形态观察

【实验目的】

（1）学会观察常见寄生虫成虫的形态特征。

（2）熟练掌握正确运用显微镜来观察寄生虫的虫卵及幼虫形态结构特点。

（3）具有初步识别吸虫的中间宿主、医学节肢动物及仓储害虫形态的技能。

【实验用品】

（1）常见寄生虫各期发育阶段及其中间宿主的大体标本、玻片标本。

（2）常见医学节肢动物及仓储害虫标本。

（3）器材及试剂：香柏油、镜头清洁剂、擦镜纸、显微镜等。

【方法及步骤】

（一）寄生虫成虫形态观察

1. 线虫　蛔虫、钩虫、蛲虫大体标本。注意其形状、大小、颜色、雌虫与雄虫的区别。

2. 吸虫　肝吸虫、日本血吸虫及其中间宿主大体标本。观察虫体的外形、大小、口吸盘、腹吸盘、消化器官、子宫、卵巢、睾丸的形状及位置。

3. 常见节肢动物大体标本　注意各节肢动物的形状、大小、体色和头、胸、腹各部形态结构特征。

（二）镜下虫卵、幼虫等形态观察

（1）观察蛔虫卵、钩虫卵、蛲虫卵、肝吸虫卵、日本血吸虫卵玻片标本，注意其虫卵的形状、大小、颜色、卵壳的厚度、内含物以及内含物与卵壳之间的空隙等特点。

（2）观察溶组织阿米巴原虫滋养体及包囊玻片标本，注意虫体的形状、大小、伪足、内质中有无红细胞以及核的结构，观察包囊的形状、大小、核的数目和结构、拟染色体及糖原泡的有无及形状。

（3）观察阴道毛滴虫玻片标本，注意虫体的形状、大小、细胞核、鞭毛、轴柱、波动膜等主要结构。

（4）观察间日疟原虫薄血膜玻片标本，辨认虫体各期的形状、大小、结构和受染红细胞的变化。

（三）中间宿主形态观察

常见寄生虫宿主的形态观察：豆螺、沼螺、涵螺、钉螺和淡水鱼虾等。

【注意事项】

镜下观察寄生虫虫卵与寄生虫结构的玻片标本时，显微镜光线不宜太强。

【实验报告】

（一）绘图

绘制常见寄生虫虫卵蛔虫卵、钩虫卵、蛲虫卵形态结构图。

（二）填表

虫种	寄生部位	感染阶段	感染方式	主要致病
蛔虫				
钩虫				
蛲虫				
肝吸虫				
疟原虫				

（三）分析与思考

1. 请结合实际，谈谈如何预防肝吸虫。
2. 请结合实际，谈谈如何进行仓储害虫的防治。

（熊群英）

参考答案

[第一章]

一、填空题

1. 非细胞型微生物、原核细胞型微生物、真核细胞型微生物
2. 非细胞型微生物、真核细胞型微生物

二、选择题

1. B　　2. C　　3. D　　4. A

[第二章]

一、填空题

1. 细胞壁、细胞膜
2. 芽孢、微生物
3. 适宜的温度、必要的气体
4. 菌膜生长、浑浊生长、沉淀生长
5. 热原质、毒素和侵袭性酶
6. 毒力、侵入数量、侵入途径

二、选择题

1. B　　2. C　　3. A　4. E　　5. D　　6. C　　7. B　　8. C　　9. A　　10. E

[第三章]

一、填空题

1. 菌丝、孢子、基内菌丝、气生菌丝、孢子丝
2. 伊氏放线菌
3. 硫黄样颗粒

二、选择题

1. E　2. D　　3. C　　4. A　　5. A　　6. C

[第四章]

一、填空题

1. 菌丝、孢子

2. 营养菌丝、气生菌丝、生殖菌丝

3. 中枢神经，慢性脑膜炎

二、选择题

1. E   2. C   3. A   4. C   5. D   6. C   7. C

[第五章]

一、填空题

1. 核心、衣壳、活细胞

2. nm

3. 干扰现象

二、选择题

1. B   2. C   3. C   4. A   5. D

[第六章]

一、填空题

1. 沙眼、包涵体结膜炎、泌尿生殖道感染

2. 梅毒、性接触传播、经胎盘垂直传播

3. 支原体

二、选择题

1. A   2. B   3. C   4. C   5. A

[第七章]

一、填空题

1. 265~266nm、室内空气、物体表面

2. 121.3℃、103.4kPa、15~20

二、选择题

1. B   2. D   3. C   4. A   5. E   6. B   7. B   8. C   9. E   10. C

[第八章]

一、填空题

1. 染色体、质粒
2. 接合、转导、转化、溶原性转换、细胞融合

二、单项选择题

1. B   2. E

[第十章]

一、填空

1. 免疫防御、免疫稳定、免疫监视
2. 免疫器官、免疫细胞、免疫分子；胸腺、骨髓；脾脏、淋巴结、黏膜相关淋巴组织
3. T 淋巴细胞、B 淋巴细胞、NK 细胞、抗原提呈细胞；T 淋巴细胞、B 淋巴细胞
4. TCR、BCR
5. 巨噬细胞、树突状细胞、B 淋巴细胞

二、选择题

1. B   2. C   3. A   4. B   5. A   6. A   7. D

[第十一章]

一、填空题

1. 免疫原性、免疫反应性、免疫原性、免疫反应性、免疫反应性、免疫原性
2. 共同抗原、交叉
3. 异种抗原、同种异型抗原、自身抗原、异嗜性抗原、肿瘤抗原、ABO 系统、Rh 系统、输血反应、HLA

二、选择题

1. B   2. D

[第十二章]

一、填空题

1. IgG、IgA、IgM、IgE、IgD、IgG、IgM、SIgA、IgG、IgE
2. Fab、Fc、F (ab')$_2$

二、选择题

1. C　　2. B　　3. C　　4. A　　5. C

[第十三章]

一、填空题

1. 感应阶段、反应阶段、效应阶段
2. 体液免疫、细胞免疫
3. 长、低、少、IgM

二、选择题

1. C　　2. E　　3. C　　4. D　　5. C

[第十四章]

一、填空题

1. 屏障结构、固有免疫细胞、组织和体液中的抗微生物物质
2. 皮肤－黏膜屏障、血－脑屏障、胎盘屏障
3. 体液免疫、细胞免疫

二、选择题

1. B　　2. C　　3. D　　4. D　　5. D

[第十五章]

一、填空题

1. 变应原
2. 皮试
3. 致敏阶段
4. Ⅳ
5. Ⅱ

二、选择题

1. D　　2. E　　3. A　　4. D　　5. B　　6. D　　7. E　　8. B　　9. C　　10. B

[第十六章]

一、填空题

1. 抗原

2. 抗体

3. 疫苗、类毒素

4. 抗毒素、免疫球蛋白

5. 抗原

二、选择题

1. C   2. B   3. A   4. B   5. C

[第十七章]

一、填空题

1. M 蛋白、透明质酸酶、链激酶、链道酶

2. 金黄色葡萄球菌、淋病奈瑟菌、肺炎链球菌

3. 乳糖发酵试验、无色

4. 菌毛、Vi 抗原、内毒素、伤寒与副伤寒

5. 阴性、弧形

6. 土壤、人畜粪便

7. 创伤伤口、形成伤口厌氧微环境、破伤风痉挛毒素

8. 破伤风类毒素或百白破三联疫苗、破伤风抗毒素

9. 干燥、酸、碱、医用酒精、紫外线、湿热消毒法

二、选择题

1. B   2. C   3. D   4. A   5. E   6. A   7. B   8. D   9. B

10. B   11. A   12. C   13. D   14. B   15. C   16. D   17. E   18. B

19. A   20. B   21. C   22. D   23. E   24. D

[第十八章]

一、填空题

1. 血凝素、神经氨酸酶

2. 核蛋白、M 蛋白、甲型流感病毒、血凝素、神经氨酸酶

3. HBsAg、抗 – HBs、HBeAg、抗 – HBe、HBcAg、抗 – HBc

4. HAV、HDV、HBV、HCV、HEV、HAV、HBV

二、选择题

1. C   2. B   3. B   4. E   5. A   6. D   7. C   8. D   9. C

10. B   11. A   12. D   13. B   14. D   15. C   16. D   17. A

[第十九章]

一、名词解释（略）

二、填空题

1. 夺取营养、机械性损伤、毒性作用和免疫损伤

2. 传染源、传播途径、易感人群

3. 蚯蚓、受精卵、未受精卵、感染期虫卵、小肠

4. 葵花籽仁，形似芝麻，豆螺、沼螺或涵螺等淡水螺，淡水鱼和虾，猫、狗，肝吸虫

三、选择题

1. A　　2. D　　3. E　　4. D　　5. B　　6. A　　7. D　　8. D　　9. C

10. C　　11. D

[第二十章]

一、填空题

1. 生产环境、药物原材料、制药用水、空气、操作人员、制药设备、包装容器

2. 污染量、营养因素、含水量、pH、贮存温度

二、选择题

1. E　　2. E　　3. E　　4. C　　5. E

[第二十一章]

一、填空题

1. 差异毒力大、生物活性强、抗菌谱广

2. 大

二、选择题

1. E　　2. C　　3. B　　4. D

教学大纲

一、课程性质与任务

《病原生物与免疫学基础》是中等卫生职业教育药品类专业一门重要的专业核心课程。本课程的主要内容包括四个部分：微生物概论、微生物与药物、免疫学基础与寄生虫学。其顺序安排依据中职学生的认知水平，由浅入深，条理清晰分明。本课程的任务是掌握基本概念，熟悉微生物的生物学特性及分布、病原微生物和免疫学的基础知识与基本操作技能，熟悉常见药学微生物的种类、形态以及微生物在药物污染、变质的影响和预防措施。同时为将来学习药学其他专业课程、职业技能打下坚实基础。

二、课程目标

通过本课程的学习，学生能够达到下列要求。

（一）知识目标

（1）掌握　本学科的基本概念。

（2）掌握　细菌的结构与生理特性、微生物分布规律。

（3）熟悉　微生物在药物污染、变质的影响和预防措施，微生物在药物制剂中的应用。

（4）病原微生物和免疫学的基础知识。

（二）技能目标

（1）初步学会微生物的形态检查法和微生物分布检查。

（2）初步学会常用药物微生物学检查法。

（3）能够运用所学知识，采取有效措施预防药物污染与变质。

（三）态度目标

（1）通过学习，树立有菌意识和无菌观念。

（2）通过学习与实验，培养合作精神、科学严谨、辨证求实及主动学习的态度。

（3）培养自我认识、自我发展的能力，形成良好的心理品质和健全的人格。

三、教学时间分配

教学内容	学　时		
	理论	实践	合计
第一篇　微生物概论	12	4	16
一、微生物与微生物学	0.5		
二、细菌概述	3.5		

续表

教学内容	学　时		
	理论	实践	合计
三、放线菌	1		
四、真菌	1		
五、病毒概述	2		
六、其他微生物	1		
七、微生物的分布与消毒灭菌	2		
八、微生物的遗传和变异	1		
第二篇　免疫学基础	9		10
九、免疫学概述			
十、免疫系统	2		
十一、抗原	1	1	
十二、免疫球蛋白	1		
十三、适应性免疫应答	1.5		
十四、抗感染免疫	1		
十五、超敏反应	1.5		
十六、免疫学应用	1		
第三篇　常见病原生物	7		8
十七、常见病原性细菌	3		
十八、常见致病性病毒	2	1	
十九、医学寄生虫学	2		
第四篇　微生物在药学中的应用	2		2
二十、微生物与药物变质	1		
二十一、与微生物有关的药物制剂	1		
合　计	60	6	36

四、课程内容和要求

（说明：掌握——黑体字，下划实线；熟悉——下划虚线；其余内容为了解。）

第一篇　微生物概论

第一章　微生物与微生物学

第一节　微生物概述

一、微生物的概念：**微生物的概念**

二、微生物的分类：**微生物的分类**

三、微生物与人类的关系：病原微生物的概念

第二节　微生物学

一、微生物学的概念：微生物学概念

二、微生物学发展简史

三、微生物学与药学的关系

第二章　细菌概述

第一节　细菌的形态与结构

一、**细菌的大小**，**细菌的形态**：球、杆、螺（弧菌、螺菌）。

二、**细菌的结构**

基本结构：组成、细胞壁；化学成分与结构，功能；质粒

特殊结构：**荚膜、芽孢、鞭毛、菌毛的性质与作用**

三、细菌的形态学检查法：细菌形态的检查；不染色标本的检查；染色标本的检查：**革兰染色法**。

第二节　细菌的生理

一、细菌的生长繁殖：细菌需要的**营养物质**及生理功能，**细菌生长繁殖的条件，**细菌生长繁殖的方式与速度

二、细菌的人工培养：**培养基、细菌的培养方法及生长现象**

三、细菌的代谢：细菌的分解代谢产物及生化检测

细菌的合成代谢产物

第三节　细菌的致病性与感染

一、细菌的致病性：**细菌的毒力、外毒素与内毒素的区别**

二、细菌的感染：**感染类型及概念**

三、医院内感染

第三章　放线菌

放线菌概述：**概念**

第一节　放线菌的生物学特性

形态（菌丝、孢子）、培养特性（培养条件、菌落特征）、繁殖和抵抗力

第二节　放线菌的用途与危害

一、产抗生素的放线菌：**链霉菌属、诺卡菌属、小单孢菌属**、链孢囊菌属、游动放线菌属、高温放线菌属

二、病原性放线菌：厌氧放线菌属（伊氏放线菌、牛型放线菌）、诺卡菌属

第四章　真菌

真菌概述：**概念**

第一节　真菌的生物学特性

真菌的形态结构、培养特性与菌落特征、繁殖方式、抵抗力与变异性

第二节　几种常见的真菌

一、药物相关性真菌：酵母菌、毛霉菌属、根霉菌属、曲霉菌属、青霉菌属、头孢霉菌属

二、病原性真菌：浅部真菌、深部真菌（新型隐球菌、白假丝真菌）、真菌毒素

第五章　病毒

病毒概述：**概念、特点**

第一节　病毒的基本性状

一、病毒的大小与形态：病毒大小的测量单位、形态

二、病毒的结构及化学组成：**结构、化学组成**

三、病毒的增殖：复制概念、复制周期

四、病毒的干扰现象：**干扰现象概念与分类**、意义

五、病毒的抵抗力与变异性

第二节　病毒的感染与抗病毒免疫

一、病毒的感染

（一）病毒的感染途径：水平感染、**垂直感染**

（二）病毒的致病机制

（三）病毒的感染类型：隐性感染、显性感染：急性感染、持续性感染

二、抗病毒免疫

（一）非特异性免疫：巨噬细胞与自然杀伤细胞的作用

干扰素：概念、分类、特性

（二）特异性免疫：体液免疫、细胞免疫

第三节　病毒感染的检查与防治原则

一、病毒感染的检查

二、病毒性疾病的防治原则

第六章　其他微生物

支原体　衣原体、立克次体、螺旋体：**概念**，溶脲脲原体、沙眼衣原体、梅毒螺旋体的致病性与防治。

第七章　微生物的分布与消毒灭菌

第一节　微生物在自然界的分布

微生物在自然界的分布

第二节　微生物在细菌在正常人体的分布

正常菌群：概念、作用

条件致病菌：概念、特定的致病条件

第三节　消毒与灭菌

基本概念：消毒、灭菌、防腐，无菌及无菌操作的概念

一、物理消毒灭菌法

热力灭菌法：干热法；**湿热法：高压蒸汽灭菌法**、煮沸法、流通蒸汽灭菌法、间歇灭菌法、巴氏消毒法

其他：低温、辐射（**紫外线**、其他电离辐射）、超声波、干燥、过滤

二、化学消毒灭菌法

消毒剂的作用原理、常用消毒剂种类、影响因素

第八章　微生物的遗传和变异

概述

第一节　微生物的变异现象

形态结构变异、菌落变异、毒力变异、耐药性变异

第二节　遗传变异的物质基础

一、染色体

二、质粒：**质粒的基本特性**；常见的质粒类型：F 质粒、R 质粒、Col 质粒

第三节　细菌变异的机制

一、变异的一般机制

（一）基因突变：自然突变、诱发突变

（二）基因重组：接合、转导、转化、溶原性转换、细胞融合

二、细菌耐药性变异的机制

第四节　变异的实际意义

一、在医药工业生产方面的应用

二、疾病的诊断和防治方面的应用

第二篇　免疫学基础

概述（0.5学时）

第九章　**免疫概念**、免疫学在药学中的作用

第十章　免疫系统

第一节　免疫系统的组成

一、免疫器官：中枢免疫器官：**骨髓、胸腺；外周免疫器官**

二、免疫细胞：T细胞和B细胞的表面标志与分类、其他免疫细胞

三、免疫分子

第二节　免疫的功能

免疫的功能

第十一章　抗　　原

第一节　抗原的概念与特性

抗原：**概念、特性**、分类

第二节　影响抗原免疫原性的因素

异物性、一定的理化性状、机体因素

第三节　医学上重要的抗原

第十二章　免疫球蛋白

第一节　抗体与免疫球蛋白的概念

第二节　免疫球蛋白的分子结构

一、免疫球蛋白的基本结构：**基本结构、可变区**

二、免疫球蛋白的水解片段与生物学功能

第三节　五种免疫球蛋白的主要特性

IgG、IgM、IgA、IgD、IgE **主要特性**

第四节　人工抗体的制备

第十三章　适应性免疫应答

第一节　概述：**适应性免疫应答的概念**、类型、发生场所、基本过程

第二节　细胞免疫应答

一、细胞免疫应答的概念

二、细胞免疫的生物学效应

第三节　体液免疫应答

一、体液免疫应答的概念

二、体液免疫的生物学效应

一、葡萄球菌：生物学性状**（形态与染色）**、培养特性、抗原结构、**分类**

致病性与免疫性：<u>致病物质</u>、**所致疾病**；微生物学检查；防治原则

二、链球菌：生物学性状**（形态与染色）**、培养特性、分类

致病性与免疫性：<u>致病物质</u>、**所致疾病**

三、其他病原性球菌

第二节　肠道杆菌

肠道杆菌的共同生物学特性

一、大肠埃希菌：生物学性状、微生物学检查、**细菌卫生学检查**和防治原则

二、志贺菌属：生物学性状、**致病性**、微生物学检查和防治原则

三、沙门菌属：生物学性状。所致疾病：**肠热症**、胃肠炎、败血症。微生物学检查和防治原则

第三节　弧　菌

一、霍乱弧菌：<u>生物学特性</u>、<u>致病性与免疫性</u>、微生物学检查、防治原则

二、副溶血性弧菌

第四节　厌氧性细菌

一、厌氧芽孢梭菌

（一）破伤风梭菌：生物学特性、<u>致病性与免疫性</u>、微生物学检查、防治原则

（二）产气荚膜梭菌

（三）肉毒梭菌：致病性

二、无芽孢厌氧菌

第五节　结核分枝杆菌

结核分枝杆菌：生物学特性、**致病性与免疫性，**结核菌素试验的原理、方法、结果判断及临床意义

第十八章　常见致病性病毒

第一节　呼吸道病毒

一、流行性感冒病毒：<u>生物学特性（抗原的变异与流行的关系）</u>、**致病性与免疫性**、防治原则

二、其他呼吸道病毒：麻疹病毒、腮腺炎病毒、SARS 冠状病毒、风疹病毒、腺病毒、鼻病毒

第二节　肠道病毒

一、脊髓灰质炎病毒：生物学特性、<u>致病性与免疫性</u>、<u>防治原则</u>

二、其他肠道病毒：柯萨奇病毒、轮状病毒、艾可病毒、新型肠道病毒

第三节　肝炎病毒

概述：

一、甲型肝炎病毒：生物学特性、<u>致病性与免疫性</u>、<u>防治原则</u>

三、医用抗生素的基本要求

第二节　与微生物有关的其他药物制剂

一、维生素：维生素 C、维生素 B_2、维生素 B_{12}

二、氨基酸：谷氨酸、赖氨酸

三、酶及酶抑制剂

　　（一）酶制剂的应用

　　（二）酶抑制剂种类

四、菌体制剂与活菌制剂

　　（一）菌体制剂：酵母片、灵芝、冬虫夏草、茯苓

　　（二）活菌制剂：乳酶生、双歧杆菌制剂

五、其他制剂

　　（一）核酸类药物

　　（二）生物碱

　　（二）微生物多糖

实验部分

实验一　细菌的形态检查

　　革兰染色法、油镜使用与保养

实验二　细菌的人工培养

　　细菌的接种方法、观察细菌在各种培养基中生长现象观察

实验三　细菌的分布与消毒灭菌

　　微生物分布的检查、常用的物理和化学消毒灭菌法

实验四　免疫学实验

　　常用生物制剂，I 型超敏反应

实验五　常见寄生虫形态观察

　　常见寄生虫成虫、虫卵形态观察

五、说明

（一）教学安排

本教学大纲主要供中等卫生职业教育药剂、中药、制药技术等药品类专业教学使用，第三学期开设。药剂专业的总学时为 36 学时，其中理论教学 30 学时，实践教学 6 学时，学分为 2 学分。

（二）教学要求

（1）本课程对理论部分教学要求分为掌握、熟悉、了解 3 个层次。掌握：指对基本知识、基本理论有较深刻的认识，并能综合、灵活地运用所学的知识解决实际问题。熟悉：指能够领会概念、原理的基本含义，解释护理现象。了解：指对基本知识、基本理论能有一定的认识，能够记忆所学的知识要点。

（2）本课程重点突出以岗位胜任力为导向的教学理念，在实践技能方面分为熟练

掌握和学会 2 个层次。熟练掌握：指能独立、规范地完成各项实训操作。学会：指在教师的指导下能初步实施正确操作。

（三）教学建议

（1）本课程依据职业岗位的工作任务、职业能力要求，强化理论实践一体化，突出"做中学、做中教"的职业教育特色，根据培养目标、教学内容和学生的学习特点以及职业资格考核要求，提倡项目教学、案例教学、任务教学、角色扮演、情境教学等方法，利用校内外实训基地，将学生的自主学习、合作学习和教师引导等教学组织形式有机结合。

（2）教学过程中，可通过测验、观察记录、技能考核和理论考试等多种形式对学生的职业素养、专业知识和技能进行综合考评。应体现评价主体的多元化，评价过程的多元化，评价方式的多元化。评价内容不仅关注学生对知识的理解和技能的掌握，更要关注知识在工作实践中运用与解决实际问题的能力水平，重视良好职业素质的形成。

参考文献

1. 刘晓波．微生物学与免疫学．北京：中国医药科技出版社，2012.

2. 熊群英，李良础．病原生物学与免疫学基础．北京：北京大学医学出版社，2011.

3. 沈关心．微生物学与免疫学．6 版，北京：人民卫生出版社，2007.

4. 周长林．微生物学与免疫学．北京：中国医药科技出版社，2013.

5. 路转娥，刘建红．病原生物与免疫学基础．北京：科学出版社，2010.

6. 黄建林，段巧玲．病原生物与免疫学．2 版．北京：人民卫生出版社，2011.

7. 唐珊熙，微生物学．北京：中国医药科技出版社，1996.

8. 凌庆枝，微生物学．北京：人民卫生出版社，2013.

9. 吕瑞芳．病原生物与免疫学基础．北京：人民卫生出版社，2008.

10. 张宝恩，皮至明．病原生物与免疫学基础．北京：科学出版社，2012.

11. 杨黎青．病原生物与免疫学基础．北京：中国中医药出版社，2007.

12. ［英］S. P. Denyer，N. A. Hodges，S. P. Gorman 主编．司书毅，洪斌，余利岩主译．Pharmaceutical Microbiology（药物微生物学）．7 版，北京：化学工业出版社，2007.

13. 宫晓波．病原生物与免疫学基础．北京：中国中医药出版社，2013.